图书在版编目（CIP）数据

汇通学派医案（四）/施小墨，李成文编 . —北京：中国中医
出版社，2015.8
（中医古籍医案辑成·学术流派医案系列）
ISBN 978-7-5132-2587-8

Ⅰ.①汇… Ⅱ.①施… ②李… Ⅲ.①医案—汇编—中国
.① R249.1

中国版本图书馆 CIP 数据核字（2015）第 123479 号

中 国 中 医 药 出 版 社 出 版
北京市朝阳区北三环东路 28 号易亨大厦 16 层
邮政编码 100013
传真 010 64405750
三河鑫金马印刷有限公司印刷
各地新华书店经销
＊
开本 880×1230 1/32 印张 8 字数 183 千字
2015 年 8 月第 1 版 2015 年 8 月第 1 次印刷
书号 ISBN 978-7-5132-2587-8
＊
定价 29.00 元
网址 www.cptcm.com

如有印装质量问题请与本社出版部调换
版权专有 侵权必究
社长热线 010 64405720
购书热线 010 64065415 010 64065413
微信服务号 zgzyycbs
书店网址 csln.net/qksd/
官方微博 http://e.weibo.com/cptcm
淘宝天猫网址 http://zgzyycbs.tmall.com

# 汇通学派医案

## （四）

### 施今墨

施小墨　李成文　编

中国中医药出版社
·北　京·

中医古籍医案辑成

九七叟朱良春题

国医大师朱良春题字

# 《中医古籍医案辑成》编委会

# 内容提要

施今墨，原名施毓黔，字奖生。我国近代著名的中医临床家、教育家、改革家。毕生致力于中医事业的发展，主张用现代科学技术研究中医，在国内外享有很高声望。

施今墨治学严谨，临证善于遣方用药，尤擅使用经方；善用对药，对中药药性、药理研究颇深；提出了"以阴阳为总纲，表、里、虚、实、寒、热、气、血为八纲"的理论；创立了"七解三清""五解五清""三解七清"等法。在学术上取得了极高的成就。

《中医古籍医案辑成·学术流派医案系列》收录施今墨医案于"汇通学派医案"当中，并将其按照内科、妇科、儿科、外科、五官科进行归类，使之更适于临床医生、中医研究人员、医学生及中医爱好者阅读。

# 前　言

　　医案揭示了历代医家在临证过程中的辨病辨证思路、经验体会和用药特色，浓缩并涵盖了中医基础理论、临床、本草、针灸推拿等多学科内容，理法方药俱备，临病措方，变化随心，对学习借鉴名医经验、临证思路，指导用药，提高临床疗效，继承发展中医学具有重要的意义，因而备受历代医家青睐。

　　明代医家李延昰在《脉诀汇辨》中指出："医之有案，如弈者之谱，可按而覆也。然使失之晦与冗，则胡取乎？家先生之医案等身矣，语简而意明，洵足以尽脉之变。谨取数十则殿之，由此以窥轩岐之诊法焉，千百世犹旦暮也。"孙一奎在《孙氏医案》中指出："医案者何？盖诊治有成效，剂有成法，固纪之于册，俾人人可据而用之。如老吏断狱，爰书一定，而不可移易也。"清代医家周学海强调说："宋以后医书，惟医案最好看，不似注释古书之多穿凿也。每部医案中，必有一生最得力处，潜心研究，最能汲取众家之所长。"俞震在《古今医案按》中说："闻之名医能审一病之变与数病之变，而曲折以赴之，操纵于规矩之中，神明于规矩

1

之外，靡不随手而应，始信法有尽，而用法者之巧无尽也。成案甚多，医之法在是，法之巧亦在是，尽可揣摩。"方耕霞指出："医之有方案，犹名法家之有例案，文章家之有试牍。"余景和在《外证医案汇编》中说："医书虽众，不出二义。经文、本草、经方，为学术规矩之宗；经验、方案、笔记，为灵悟变通之用。二者皆并传不朽。"章太炎指出："中医之成绩，医案最著。欲求前人之经验心得，医案最有线索可寻，循此钻研，事半功倍。"恽铁樵在给《宋元明清名医类案》作序时强调："我国汗牛充栋之医书，其真实价值不在议论而在方药，议论多空谈，药效乃事实，故选刻医案乃现在切要之图。"姚若琴在阐述编辑《宋元明清名医类案》大意时指出："宋后医书，多偏玄理，惟医案具事实精核可读，名家工巧，悉萃于是。"张山雷在《古今医案评议》中说："医书论证，但纪其常，而兼证之纷淆，病源之递嬗，则万不能条分缕析，反致杂乱无章，惟医案则恒随见症为迁移，活泼无方，具有万变无穷之妙，俨如病人在侧，馨咳亲闻。所以多读医案，绝胜于随侍名师，直不啻聚古今之良医而相与晤对一堂，上下议论，何快如之。"秦伯未说："合病理、治疗于一，而融会贯通，卓然成一家言。为后世法者，厥惟医案。""余之教人也，先以《内》《难》《本经》，次以各家学说，终以诸家医案。"程门雪认为："一个中医临床医生，没有扎实的理论基础，就会缺乏指导临床实践的有力武器，而如无各家医案作借鉴，那么同样会陷入见浅识寡，遇到困难束手无策的境地。"俞长荣认为："医案是中医交流和传授学术经验的传统形式之一。它既体现了中医辨证论治的共同特点，又反映了中医不同学派在诊疗方法方面的独特风格。读者从医案中可以体会到怎样用理论来指导实践，并怎样通过实践来证实理论；怎样适当地运用成法和常方，并怎样有创造性地权宜应变。因此，医案不仅在交流临床经验、传播中医学术方面具有现实意义，同时对继承老中医学术经验也起了积极的推进作用。"

医案始于先秦，奠基于宋金元，兴盛于明清。晋代王叔和的《脉经》内附医案。唐代孙思邈《备急千金要方》记录有久服石散而导致消渴的医案，陈藏器《本草拾遗》药后附案。北宋钱乙首次在《小儿药证直诀》中设置医案专篇，寇宗奭《本草衍义》药后附案。南宋许叔微首撰医案专著《伤寒九十论》，其《普济本事方》与王璆《是斋百一选方》方后附案，张杲《医说》记录了许多医案。金代张从正撰《儒门事亲》，李杲撰《脾胃论》《兰室秘藏》《东垣试效方》，王好古撰《阴证略例》，罗天益撰《卫生宝鉴》，以及元代朱震亨撰《格致余论》等综合性医著中论后均附案。自宋金元以后，学习医案、应用医案、撰写医案蔚然成风，医案专著纷纷涌现，如《内科摘要》《外科枢要》《保婴撮要》《女科撮要》《孙氏医案》《寓意草》《里中医案》《临证指南医案》《洄溪医案》《吴鞠通医案》《杏轩医案》《回春录》《经方实验录》等。明代著名医家韩懋、吴昆及明末清初的喻昌还对撰写医案提出了详细要求。而从明代就开始对前人的医案进行整理挖掘并加以研究利用，代不乏人，代表作有《名医类案》《续名医类案》《宋元明清名医类案》《清代名医医案精华》《清宫医案》《二续名医类案》《中国古今医案类编》《古今医案按》《历代儿科医案集成》《王孟英温热医案类编》《易水四大家医案类编》《张锡纯医案》《〈本草纲目〉医案类编》等。由于中医古籍汗牛充栋，浩如烟海。但是，受多方面因素的影响及条件制约，已有的医案类著作所收医案不够全面，参考中医古籍有限，分类整理方法简单局限，难以满足日益增长的不同读者群及临床、教学与科研的需求。因此，从 3200 多种中医古籍包括医案专著中系统收集整理其中的医案日益迫切。这可以充分发挥、利用中医古籍的文献学术价值，对研究中医证候特点与证型规律，提高临床疗效，具有重要的支撑价值。

本套丛书收录 1949 年以前历代医家编纂的 3200 余种中医古籍文献中的医案，分为学术流派医案、著名医家医案、常见疾病医案、名方小方医案四大系列。本书在建立专用数据库基础上，根据临床实际需要，结合现代阅读习惯，参考中医院校教材，对所有医案进行全面分类，以利于了解、学习和掌握历代名医治疗疾病的具体方法、应用方药技巧，为总结辨治规律，提高临床疗效提供更好的借鉴。其中，《学术流派医案系列》以学派为纲，医家为目，分为伤寒学派医案、河间学派医案、易水学派医案、温病学派医案、汇通学派医案；《著名医家医案系列》以医家为纲，以病为目，选取学术成就大、影响广、医案丰富的著名医家的医案；《常见疾病医案系列》以科为纲，以病为目，选取临床常见病和多发病医案;《名方小方医案系列》以方为纲，以病为目，选取临床常用的经方、名方、小方所治医案。

　　本丛书编纂过程中得到中华中医药学会名医学术思想研究分会的大力支持，年届97岁的首届国医大师朱良春先生特为本书题写书名，中国工程院院士王永炎教授担任主审，在此一并表示衷心的感谢。

　　由于条件所限，加之中医古籍众多，医案收录过程中难免遗漏，或分类不尽如人意，敬请读者提出宝贵意见，以便再版时修订提高。

《中医古籍医案辑成》编委会

2015 年 6 月

# 凡　例

　　《中医古籍医案辑成·学术流派医案系列》依据贴近临床、同类合并、参考中医教材教学大纲、利于编排、方便查阅的原则对医案进行分类与编排。

　　内科医案按肺系、心系、脾胃、肝胆、肾系、气血津液、肢体经络等排列。

　　妇科医案按月经病、带下病、妊娠病、生产与产后病、乳房疾病、妇科杂病等排列，并将传统外科疾病中与妇科相关的乳痈、乳癖、乳核、乳岩等医案调整到妇科，以满足临床需要。

　　儿科医案按内科、外科、妇科、五官科、骨伤科顺序排列。年龄限定在十四岁以下，包括十四岁；对于部分医案中"一小儿"的提法则视医案出处的具体情况确定。

　　外科医案按皮肤病、性传播疾病、肛门直肠疾病、男性疾病等排列。

　　五官科医案按眼、耳、鼻、口齿、咽喉顺序排列。

　　对难以用病名或主症分类，而仅有病因、病机、舌脉等的描述者，归入其他医案。

　　《学术流派医案系列》为全面反映各学术流派的学术成就，其著作中所摘录或引用其他人的部分医案采用"附"的形式也予以摘录。医案中的方药及剂量原文照录，不加注解。对于古今疾病或病名不一致的医案，按照相关或相类的原则，或根据病因病机，或根据临床症状，或根据治法和方剂进行归类。同一医案有很多临床症状者，一般根据主症特征确定疾病名称。

　　对因刊刻疑误或理解易有歧义之处，用括号加"编者注"的形式注明本书作者的观点。原书有脱文，或模糊不清难以辨认者，以虚阙号"□"按所脱字数一一补入，不出校。

　　原书中的异体字、古字、俗字，统一以简化字律齐，不出注。

　　原书中的药物异名，予以保留，不出注。原书中的药名使用音同、音近字者，如朱砂作珠砂、僵虫作姜虫、菟丝子作兔丝子等，若不影响释名，不影响使用习惯，以规范药名律齐，不出注。

　　为保持医案原貌，原书中一些检验术语及计量单位等予以保留。

　　本书采用横排、简体、现代标点。版式变更造成的文字含义变化，今依现代排版予以改正，如"右药"改"右"为"上"，不出注。

　　每个医案尽量标明出处，以助方便快捷查找医案原文，避免误读或错引。

　　对部分医案或承上启下，或附于医论，或附于方剂，或附于本草，或案中只有方剂名称而无组成和剂量，采用附录的形式，将原书中的疾病名称、病机分析、方剂组成、方义分析、药物用法等用原文解释，以便于更好地理解和掌握。附录中的方剂组成，是根据该医案作者的著作中所述该方剂而引用的，包括经方或名方。

2

# 汇通学派概论

中医学术流派研究是研究中医学术发展沿革的重要方法之一，其便于理清中医学术发展的思想脉络，深入研究历代名医学术思想与临床经验，分清哪些是对前人的继承，哪些是继承中的发展，哪些是个人的创新见解与经验，为中医学进一步发展提供借鉴。学术流派或体系是后人依据著名医家们的师承关系、学术主张或学术倾向、学术影响而划分的。由于中医学术流派形成发展过程中的融合、交叉、分化，学派之间存在千丝万缕的联系，故划分学派的标准不一，有按学科分类，有按著名医家分类，有按学术研究方向分类，有按著作分类，有按地域分类，因而划分出外感学派、内伤学派、热病学派、杂病学派、刘河间学派、李东垣学派、张景岳学派、薛立斋（薛己）学派、赵献可学派、李士材学派、医经学派、经方学派、伤寒学派、河间学派、易水学派、温病学派、汇通学派、攻邪学派、丹溪学派、温补学派、正宗学派、全生学派、金鉴学派、心得学派、寒凉学派、蔺氏学派、经穴学派、穴法学派、重灸学派、重针学派、骨伤推拿学派、指压推拿学派、一指禅推拿学派、经穴推拿学派、腹诊推拿学派、儿科推拿学派、五轮学派、八廓学派、内外障学派、少林学派、武当学派、新安学派等，这对中医学术的发展起到了积极作用。然而，学派研究目前也存在不少问题，主要在于学术流派形成年代、学派划分标准、学派研究学术价值等方面。争论的焦点是基础医学及临床领域中的医经学派、经方学派、汇通学派是否存在，攻邪学派、丹溪学派、温补学派能否另立门户，学派之间的渗透与交叉重复如何界定等；另外，每一学派的代表医家虽然在师承或学术上一脉相承，但其学术理论、临证辨病思路、处方用药方面或相差甚远，这些医学大家大多数是全才，如以学派分类，难免以偏概全；加之以往学术流派研究偏重理论，忽略临床，因此，以派为纲研究著名医家也有其不利的一面。为弥补学术流派研究轻临床的不足，拓展学派研究的内涵与外延，收集学术流派相关医家的涵盖中医基础理论和临床经验的医案已成为当务之急。因为这些医案不仅是著名医家学术思想的直接鉴证，也是研究学术流派源流的最重要的参考依据。

汇通学派是主张中医学与西医学应进行汇聚沟通以求得中医学发展的医学流派，简称汇通派。19世纪中叶以后，西方医学传入中国，中医学面临着严峻的挑战和生存危机。中医将何去何从？中医界具有改革精神的医家，认识到中西医各有所长，试图取长补短加以汇通，从理论到临床提出了一系列见解并进行了中西医汇通尝试。汇通学派以张锡纯、恽树珏（恽铁樵）等为代表，在近代中医药发展史上起到了承前启后，引导现代中西医结合发展趋势的积极作用。

张锡纯，字寿甫，清末民初人，著《医学衷中参西录》。其治学主张沟通中西，取长补短，重视实践；并深入研究中药药性，亲尝中药，体验药物的毒性反应、用量和功效等。张氏认为，汇通应以中医为主体，沟通中西医，从理论到临床，从生理到病理，从诊断到用药，进行全面尝试；并深入研究大气理论，对大气生理，大气下陷的病因病机、临床表现、证候鉴别诊断和治疗进行了深入系统的阐发；创制升陷汤、回阳升陷汤、理郁升陷汤、醒脾升陷汤、镇肝熄风汤、起痿汤、活络效灵丹；重视药对，善用小方与生药，尤其是擅长中西药联合应用，标本兼顾，取西药之长补中医之不足。强调西医用药在局部，是重在病之标；中医用药求原因，是重在病之本。《医学衷中参西录》记载医案多达上千例，包括摘录先贤医案、其子张荫潮医案、门人弟子医案、亲戚朋友医案、地方名医医案、他人应用张锡纯方药医案等，这些医案或附于论后，或附于方后，或附于药后，部分医案可同时见于论后、方后、药后，但详略有度，侧重点不同，便于互参。医案治疗过程完整，部分医案分为病因、证候、诊断、处方、效果五部分进行描述，病机分析深入，临证用药思路清晰，容易效仿，故倍受后世医家青睐，成为学医必读之书。

恽树珏，字铁樵，清末民初人，著《群经见智录》《见智录续篇》《伤寒论研究》《温病明理》《生理新语》《脉学发微》《病理各论》《临证笔记》《临证演讲录》《金匮翼方选按》《风劳臌病论》《保赤新书》《妇科大略》《论药集》《梅疮见恒录》《十二经穴病候撮要》《药盦医案全集》等。恽氏主张中西汇通以中医为主，兼采西医之长，且中医不能囿于《内经》，必须超越古人，才能继续发展。因为中西医是两个基础不同的医学体系，"西医之生理以解剖，《内经》之生理以气化"。认为重视生理、细菌、病理、局部病灶固然重要，但不知四时五行变化对人体疾病的影响是不行的。恽氏从维护中医的角度倡导中西医汇通，有其积极意义。《药盦医案全集》为医案专著，医案治疗过程比较完整，病机分析与治则俱备，所用药物均有剂量及炮制煎服方法。复诊记录详细，有多达二十诊者。

祝味菊，著《病理发挥》《诊断提纲》《伤寒新义》《伤寒方解》等。今人招萼华编纂《祝味菊医案经验集》，内有许多医案。祝氏在上海与西医梅卓生合作开办了中西医结合诊所。祝氏主张中西医汇通，提倡学术革新，"发皇古义，必须融会新知"，"术无中西，真理是尚"。首创以八纲论杂病、以五段论伤寒的辨证方法，倡导重阳理论，提出"因无寒邪、温邪之分，邪有无机与有机之别"。并从西医病理学角度论述了中医卫、气、营、血功能障碍时机体发生的病理改变。临证善用温热药，尤其是附子，人称"祝附子"。常常重用附子、麻黄、桂枝等温阳药救治伤寒危证，名噪沪上。祝氏医案中对患者姓氏、就诊时间、病名、症状、病理、治法、处方及用药剂量、复诊等记录详细，用药颇具特色。

陆彭年，字渊雷，清末民初人，著《伤寒论今释》《伤寒论概要》《金匮要略今释》《现代文章研究》《中医新论汇编》《生理补正》《陆氏论医集》等。陆氏主张中医科学化，强调以现代医学知识为主体，以阐发中医学术；认为能以西医解释者则以西医代替之，不能解释者，则据现代医学以否定之。陆氏医案散见于《伤寒论今释》《金匮要略今释》《现代文章研究》等书中。今人编有《陆渊雷医案》，医案症状叙述明确，并分析病机，复诊记录完整，多交代临床疗效。另外，还有引用日本人撰写的《生生堂医谈》《医事小言》《成绩录》《建殊录》《续建殊录》《险症百问》《橘窗书影》《方伎杂志》《漫游杂记》《古方便览》等书中的医案，对了解日本人用中药治病情况有一定的参考。

施今墨，字奖生，著《施今墨医案》《施今墨临床经验集》《施今墨对药》（均为门人弟子整理）等。施氏的治学主张一是沟通中西医学，革新中医，强调中医与西医二者应取长补短，互相结合。提出"学术无国界而各有所长"，"诊断以西法为精密，处方以中药为完善"，"无论中医西医，其理论正确，治疗有效者，皆信任之；反之，摒弃不可用也"。二是重视中医教育，创办华北国医学院，开设课程以中医理论为主，包括《内经》《伤寒论》《金匮要略》《温病条辨》《难经》等，兼顾生理、病理、药理、解剖等西医课程，培养了大量中医人才。三是提倡中西医病名统一，率先使用西医病名诊断书写脉案，并结合己见而创新说，指导临床遣方用药；临证常参考西医的辅助检查和化验结果，还经常与西医专家共同研讨治疗方法，不断探索中西医结合的治疗途径。四是提倡"中医现代化，中药工业化"，提出十纲辨证理论，擅用对药，使其同类相从、异类相使、寒温并用、补泻兼施、开阖相济、升降合用，更好地发挥疗效。医案中患者性别、年龄、症状、舌苔、脉象、辨证立法、处方、复诊、用药剂量及特殊煎煮方法均记载详细。

总之，中西医汇通，有接受西说以充实中医者，有以中西医相比附以汇通者，有主张中医科学化者，有临床上中西药并用者。鉴于当时的历史条件和医学发展水平，汇而不通是必然的。但是，中西医汇通学派的思想，对中医学术研究还是起到了积极的推动作用。近六十年来，中西医结合研究方兴未艾，虽不能与汇通学派相提并论，但保持中医优势，中西医融汇贯通，是未来医学发展的方向。

# 目　录

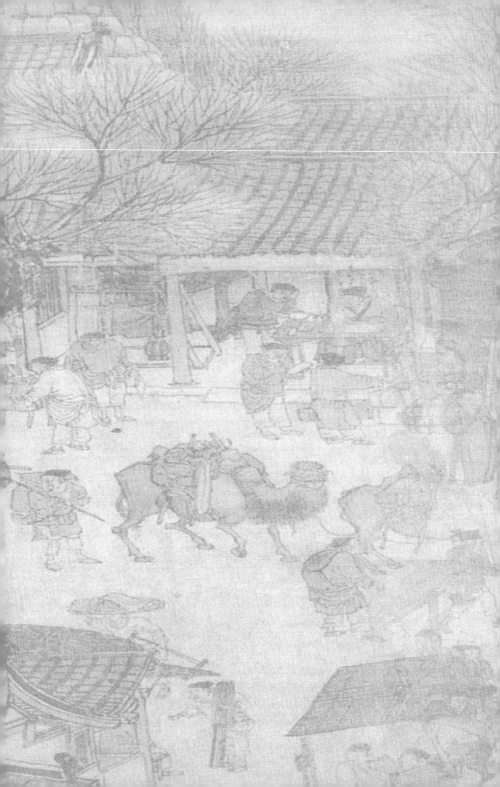

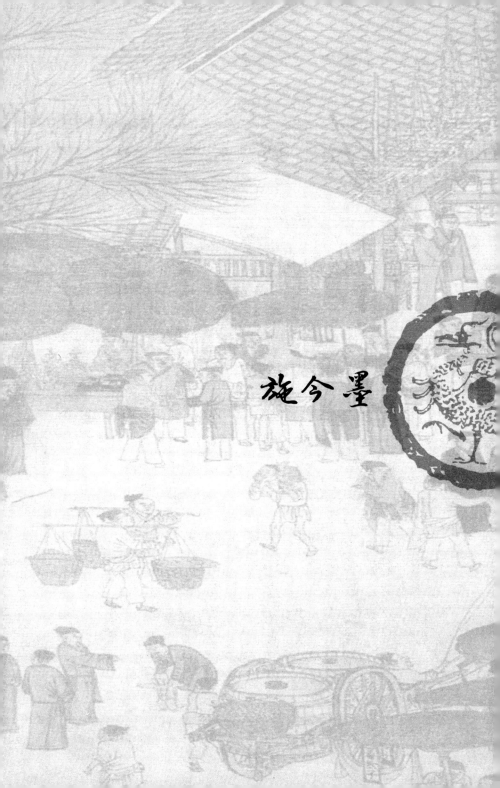

施今墨

# 内科医案

## ◆ 暑证

张女，六十二岁。

昨日急急出城探视女病，烈日当空，途中亦未少休，当晚又赶回城内，劳苦乏倦，在院中乘凉时竟然入睡，夜间即感周身酸楚无力，今晨已觉发热，头晕，自汗，口干不思饮，恶心不欲食，大便两日未解。舌苔薄白，六脉濡数。

鲜佩兰三钱，鲜苇根五钱，厚朴花二钱，鲜藿香三钱，鲜茅根五钱，玫瑰花二钱，鲜薄荷二钱，嫩桑枝六钱，冬桑叶二钱，益元散五钱，鲜荷叶五钱（包煎），川郁金二钱，半夏曲二钱，酒黄芩二钱，建神曲二钱，酒黄连钱。（《施今墨医案·内科病案》）

## ◆ 感冒

邓女，四十一岁。

感冒两日，鼻塞声重，流涕，咽痛咳嗽，痰吐不爽，发热不高，身痛不适，舌苔正常，脉浮数。

炙前胡二钱，白苇根五钱，金银花二钱，炙白前二钱，白茅根五钱，金银藤二钱，炙苏子二钱，苦桔梗二钱，牛蒡子二钱，轻马勃二钱、黛蛤散二钱（同布包），炒杏仁二钱，冬桑叶六钱，薄荷梗二钱，青连翘三钱，嫩桑枝六钱，凤凰衣三钱，粉甘草钱。（《施今墨医案·内科病案》）

刘男，三十八岁。

一周之前，暴感风寒，左臂骤然作痛，咳嗽剧烈，夜不安枕，经服药及针灸治疗，未见显效，昨晚忽又咳血，大便四日未下。体温三十八度八。舌苔黄，脉浮紧。

赤芍药三钱，白芍药二钱，川桂枝钱半，炙苏子三钱，炙白前二钱，片姜黄三钱，炙紫菀三钱，炙前胡二钱，白杏仁三钱，炙麻黄钱，嫩桑枝十钱，苦桔梗钱半，大蓟炭二钱，白苇根五钱，酒黄芩三钱，小蓟炭二钱，白茅根五钱，炙甘草钱。

紫雪丹钱，温开水分二次冲服。

二诊：前方服二剂，发热退，臂痛减，咳嗽见好，未吐血，大便已下。

前方去大小蓟炭、紫雪丹，加旋覆花二钱、新绛钱半（同布包）。

三诊：药服二剂，左臂痛已好，体温正常，咳嗽减轻，但周身似有气窜走，痠楚不适，夙疾偏头痛又现。

杭白芍三钱，片姜黄二钱，旋覆花二钱、红新绛钱半（同布包），川桂枝钱（炒），酒地龙三钱，白蒺藜五钱，海风藤三钱，石楠藤三钱，蔓荆子二钱，炙甘草钱。（《施今墨医案·内科病案》）

任女，五十二岁。

一月以前发病，初起恶寒发热，周身痠楚，屡经医治，寒热始终未退，近日来更加时时自汗，畏风、胸闷、胃胀、气短心慌、睡眠不安。舌苔薄白，六脉虚软无力。

炙黄芪六钱，北防风钱，杭白芍三钱、桂枝木钱（同炒），炒白术二钱，米党参二钱，当归身二钱，云茯神三钱，炒远志三钱，云茯苓三钱，浮小麦两，五味子钱，炙甘草钱，厚朴花钱半，大红枣二枚，鲜生姜二片，玫瑰花钱半。

二诊：服药四剂，汗渐少，精神强，食欲稍增，惟睡眠仍欠佳，心慌气短如旧。有时仍觉有寒热，两胁又现窜痛。

前方去五味子，加柴胡钱半，北秫米四钱，炒半夏曲三钱，再服五剂。

三诊：服前方寒热退净，食欲增强，行动时汗易出。

黄芪皮三钱，杭白芍二钱、桂枝五分（同炒），浮小麦两，野於术钱半，当归身二钱，厚朴花二钱，地骨皮三钱，炒远志三钱，玫瑰花二钱，香稻芽五钱，炙甘草钱。（《施今墨医案·内科病案》）

张男，五十七岁。

身发寒热已二十余日，曾服药发汗，汗出又复畏风，全身倦怠无力，不思饮食，小便黄，量甚少。舌苔薄黄质红，脉弦数。

赤白芍各二钱，川桂枝五分、柴胡钱半（同炒），旋覆花二钱、炒半夏曲三钱（同布包），炒香豉二钱，炒知母二钱，川厚朴钱半，炒山栀三钱，煨草果钱半，白通草钱半，白苇根四钱，酒黄芩三钱，赤茯苓三钱，白茅根四钱，酒黄连钱半，赤小豆三钱，炙甘草钱。

二诊：药服四剂，寒热大为减轻，周身舒畅，二十余日以来无此佳象。尿量增多，食欲稍好。

赤白芍各二钱，银柴胡钱、桂枝五分（同炒），旋覆花二钱、炒半夏曲三钱（同布包），车前草二钱，赤茯苓四钱，冬瓜子四钱，车前子二钱，赤小豆四钱，冬葵子四钱，白苇根六钱，炒黄连钱半，炙草梢钱，焙内金三钱，炒谷芽三钱，炒麦芽三钱。（《施今墨医案·内科病案》）

张男，五十岁。

一周前，晚间外出沐浴，出浴室返家途中即感寒风透骨，汗闭不出，当夜即发高烧，鼻塞声重，周身痠楚。服成药，汗出而感冒未解，寒热日轻暮重，口干，便结，胸闷不欲食，舌苔黄厚，脉洪数有力。

杭白芍三钱、桂枝钱半（同炒），淡豆豉三钱，酒条芩二钱，炒山栀子二钱，紫油朴钱半，全瓜蒌七钱，炒枳壳钱半，杏仁泥三钱，薤白头三钱，苦桔梗钱半，白苇根五钱，炙草梢钱，白茅根五钱，大红枣三枚，鲜生姜三片。（《施今墨医案·内科病案》）

杨女，五十四岁。

生育九胎，曾患肺结核，身体瘦弱，易受外感。平时多汗，心慌，四肢冷感。一周前来京途中又受感冒，经服中药发汗过多，身如水洗，自觉口鼻发凉，四肢寒冷。近日又感朝冷暮热，时时汗出，头痛如裂，大便溏稀，舌苔白，六脉紧。

川附片五钱，淡干姜二钱，米党参七钱，云茯苓三钱，云茯神三钱，野於术三钱，当归身二钱，桑螵蛸三钱，炙甘草三钱，大红枣五枚，煨生姜二片。

二诊：连服五剂，除大便仍溏之外，诸症悉退。

每日早服附子理中丸一丸，晚服参茸卫生丸一丸，连服十日。（《施今墨医案·内科病案》）

◆ 发热

马男，六十一岁。

病已四月，反复发热不退，曾自购成药服用未见效果。体温在三十九度左右，头痛如裂而晕，口渴多饮，大便稀溏灼热，小便短赤，烦躁不安，时发谵语。舌质红，苔黄厚，脉数。

白苇根四钱，金银花三钱，桑叶二钱，白茅根四钱，金银藤三钱，桑枝七钱，煨葛根二钱，酒黄连钱半，赤芍三钱，酒黄芩二钱，赤茯苓三钱，薄荷钱半，炒香豉四钱，炒山栀二钱，草梢钱，龙胆草二钱（酒炒），炒蔓荆子钱半。

二诊：服药二剂，汗出头痛减，大便泻已止，小便量增多，色深黄，口渴多饮，体温三十八度，仍作谵语，咳嗽气促，舌红苔垢。防转肺炎，拟清凉透邪佐以止咳化痰为治。

白苇根五钱，酒黄芩三钱，炙前胡钱半，白茅根五钱，酒黄连钱半，炙白前钱半，生石膏五钱，炙紫菀钱半，桑叶二钱，肥知母二钱，炙化红钱半，桑枝六钱，淡竹叶三钱，蔓荆子二钱（炒，布包），赤芍三钱，节菖蒲钱半，赤茯苓三钱，粳米一百粒（布包）。

三诊：服二剂，发热渐退，体温不及三十八度，口渴多饮，小便短赤，汗出如蒸，神识清楚，但仍烦躁，舌红，苔黄已不厚，脉稍数。温邪初退，不宜汗解，应导之由小溲而去。

赤茯苓四钱，朱寸冬二钱，冬瓜子四钱，赤小豆四钱，朱茯神二钱，冬葵子四钱，淡竹叶三钱，炒远志三钱，白通草钱半，车前草三钱，金石斛二钱，瓜蒌根三钱，车前子三钱，鲜石斛二钱，瓜蒌皮三钱，节菖蒲钱半，炙草梢钱。

四诊：热退至常温，神识清楚，除觉体倦无力及食欲不振外，余无他症。拟养阴开胃作善后处理。

北沙参三钱，鲜生地三钱，鲜石斛三钱，朱茯神三钱，淡竹叶三钱，冬瓜子三钱，朱寸冬三钱，佩兰叶三钱，冬葵子三钱，旋覆花二钱（布包），节菖蒲二钱，炒远志三钱，半夏曲三钱，炙草梢钱。（《施今墨医案·内科病案》）

陈男，二十余岁。

发热已六日，体温三十九度二，口干而渴，大便不下已八日，神倦嗜眠，头痛，苔垢，舌尖脱褪呈三角形，是为伤寒症。

鲜苇根、鲜茅根各两，生石膏五钱，竹叶二钱，山栀衣二钱，条黄芩三钱，天花粉四钱，桑叶二钱，桑枝六钱，炒香豉四钱，薄荷梗钱半，赤茯苓三钱，赤芍药三钱，知母二钱（米炒），青连翘三钱，真川连钱半。

二诊：前方服二剂，晨间热退，入暮增高，此为伤寒病应有之现象，口仍干渴，大便未通，小便赤黄，头痛已止。

原方加紫雪丹二钱（冲服），再服二剂。

三诊：加紫雪丹后，热少降，但能安枕，大便一次，口渴少止。

鲜茅根、鲜生地各五钱，赤茯苓三钱，赤芍药二钱，生石膏五钱，肥知母二钱（米炒），真川连二钱，条黄芩二钱，淡竹叶二钱，天花粉四钱，佩兰叶三钱，山栀衣二钱，甘草梢钱。

局方至宝丹一丸，白开水化服。

四诊：体温降至三十八度一，舌苔渐退，大便通畅色黑。再服局方至宝丹二丸，分两日服。

五诊：体温晨间三十七度四，入暮三十八度，大便微溏，咽痒欲咳，现已入于痂皮脱落期，更宜注意。

鲜茅根、鲜生地各五钱，赤茯苓、赤芍药各三钱，粉丹皮二钱，真川连二钱，条黄芩二钱，炙前胡、炙白前各钱半，白薏仁四钱，白杏仁二钱，炒紫菀二钱，广皮炭三钱，苦桔梗钱半，海浮石三钱、旋覆花二钱（同布包），佩兰叶三钱，生谷芽、生麦芽各三钱。

六诊：前方服二剂，体温最高至三十七度六，仍咳有痰，气弱心跳。

炙前胡、炙白前各钱半，海浮石三钱、半夏曲二钱（同布包），黛蛤散三钱、旋覆花二钱（同布包），苦桔梗钱半，白杏仁二钱（去皮尖，炒），白茅根四钱，赤芍药二钱，焦远志三钱，花旗参钱半，佩兰叶三钱，玫瑰花、代代花各钱半，生谷芽、生麦芽各三钱，炙紫菀、炙广皮各钱半，真川连钱半，条黄芩二钱。

七诊：体温已正常，咳亦减少，略进饮食，身弱气短，拟用治咳、去痰、开胃，善后方。

川贝母、浙贝母各二钱，南沙参、北沙参各二钱，炙紫菀、炙白前各钱半，化橘红钱，焦远志三钱，花旗参二钱，佩兰叶三钱，玫瑰花、代代花各钱半，苦桔梗五分，生谷芽、生麦芽各三钱，半夏曲二钱、枇杷叶二钱（去毛，同布包），白杏仁二钱。

（《施今墨医案·内科病案》）

丁男，二十余岁。

发热三十九度四，汗出不解，恶寒战栗，口干而渴，大便溏泻，小便赤少，四五日不得安眠。

鲜苇根、鲜茅根各两，竹叶二钱，豆黄卷五钱，炒山栀二钱，赤茯苓、赤芍药各三钱，连翘三钱，条黄芩三钱，真川连二钱，炒麦芽五钱，佩兰三钱，炒花粉三钱，鲜生地三钱。

二诊：表邪将去，里热未清，体温三十八度六，口渴思饮，大便色黑微溏，腹胀而疼，已能安枕，再进清热退烧止渴消炎剂。

鲜茅根、鲜生地各两，赤茯苓、赤芍药各三钱，天花粉四钱，竹叶二钱，真川连二钱，生石膏五钱，条黄芩三钱，知母二钱，粳米百粒（同布包），佩兰叶三钱，生谷芽、生麦芽各三钱，炙草梢钱。

紫雪丹二钱，分二次冲服。

三诊：服前方后，病者感觉体内极为舒适，体温早退暮升，大便已不溏泻，口渴亦减。局方至宝丹每日一丸，服二日。

四诊：诸症均退，体温如常，但有时气短心跳，颇思饮食而不喜下咽，此乃胃气将复之象，拟清余热、调胃肠、助心气法。

生谷芽、生麦芽各三钱，玫瑰花、代代花各钱半，生内金三钱，佩兰叶三钱，花旗参钱，苦桔梗钱半，炒枳壳钱半，焦远志二钱，酒条芩二钱，广皮炭二钱，淡竹叶二钱。(《施今墨医案·内科病案》)

李男，十五岁。

发热持续十日不退，体温常在三十九度左右，咳嗽喘促，呼吸困难，鼻翼扇动，吐痰稠黏而带血色，烦渴思饮，便干溲赤。北京协和医院诊断为大叶性肺炎，经用青、链霉素，效果不显，特来就诊。舌苔白质红绛，脉数而软。

北沙参三钱，炙麻黄五分，生石膏四钱（打，先煎），炒杏仁二钱，鲜苇根五钱，酒条芩三钱，陈橘红钱半，炙苏子钱半，葶苈子钱半、大红枣五枚（去核，同布包），陈橘络钱半，炙前胡钱半，炒枳壳钱半，苦桔梗钱半，桑白皮二钱（炙），炙甘草钱。

二诊：服三剂，热退，喘咳减轻。

前方去苇根，加半夏曲三钱，天竺黄二钱。

三诊：服三剂，喘已止，微有咳，惟食欲尚未恢复。

北沙参三钱，天花粉三钱，炒杏仁二钱，陈橘红钱半，炙苏子钱半，葶苈子钱半、大红枣五枚（同布包），陈橘络钱半，炙前胡钱半，佩兰叶三钱，炙桑皮钱半，炒枳壳钱半，苦桔梗钱半，谷麦芽各三钱，炙甘草钱，半夏曲三钱、天竺黄二钱（同布包）。(《施今墨医案·内科病案》)

赵男，廿四岁。

感冒后发三十九度二之高热，四肢及臀部发牵引性疼痛，皮肤知觉过敏，是乃特发性多发性神经炎症。

赤白芍各三钱、桂枝木七分（同炒不去），鲜苇根两，鲜茅根五钱，淡豆豉四钱，桑叶二钱，桑枝两，山栀衣钱半，北防风钱半，左秦艽钱半，独活钱半，金狗脊五钱（去毛），炙甘草钱，汉防己三钱，木瓜二钱，白僵蚕（炒）钱半，片姜黄钱半，酒地龙二钱。

紫雪丹二钱，分二次冲服。

二诊：连服两剂，热退至三十七度六，疼痛减轻，已能入睡，再服药二剂后，痛止热退，即可不必服药，多加调摄为要。

赤白芍各三钱、桂枝木五分（同炒不去），大生地三钱、细辛三分（同捣不去），白僵蚕钱半（炒），桑叶二钱，桑枝两，酒地龙二钱，炒芥穗二钱，淡豆豉三钱，姜黄钱半，山栀衣钱半，宣木瓜二钱，金狗脊五钱（去毛），炙草五分，左秦艽钱半。

紫雪丹钱，分二次冲服。（《施今墨医案·内科病案》）

石女，四十四岁。

病已一周，隔日发寒热一次，类似疟疾，经医院检查，未发现疟原虫，寒热发作时，头痛口干，周身酸楚，汗出甚多，倦怠无力。舌苔白，脉数大。

炒柴胡钱，炒桂枝钱，煨草果钱半，酒黄芩三钱，赤白芍各三钱，肥知母二钱，桑寄生五钱，炒常山钱半，野党参二钱，嫩桑枝五钱，炒槟榔三钱，清半夏三钱，川厚朴二钱，炙甘草钱。

二诊：前方服四剂，寒热发作已无规律，且症状减轻，胸闷、头痛、口渴仍存。

炒桂枝五分，北柴胡钱，均青皮钱半，赤白芍各二钱，酒黄芩三钱，广陈皮钱半，煨草果钱半，野党参二钱，炒槟榔三钱，肥知母二钱，清半夏三钱，川厚朴二钱，酒川芎钱半，鲜生地四钱，天花粉三钱，炒蔓荆钱半，鲜茅根四钱，甘草梢钱。(《施今墨医案·内科病案》)

◆ 咳嗽

班女，五十岁。

高热四日，咳嗽、喘息，胸胁均痛，痰不易出，痰色如铁锈。经西医诊为大叶性肺炎，嘱住院医治，患者不愿入院，要服中药治疗。初诊时体温三十九度六，两颧赤，呼吸急促，痰鸣辘辘，咳嗽频频。舌苔白，中间黄垢腻；脉滑数，沉取弱。

鲜苇根两，炙前胡钱半，葶苈子钱、大红枣五枚（去核，同布包），鲜茅根两，炙白前钱半，半夏曲二钱，炙麻黄五分，炒杏仁二钱，生石膏五钱（打，先煎），炙陈皮钱半，冬瓜子五钱（打），旋覆花二钱、代赭石四钱（同布包），炙苏子钱半，苦桔梗钱半，鲜杷叶四钱，地骨皮二钱，西洋参三钱（另炖服），鲜桑皮钱半，炙甘草钱。

二诊：服二剂，痰色变淡，胸胁疼痛减轻，体温三十八度四，咳喘如旧。

拟麻杏石甘汤、葶苈大枣汤、旋覆代赭汤、竹叶石膏汤、泻白散诸方化裁，另加局方至宝丹一丸。

三诊：服药二剂，体温三十七度五，喘息大减，咳嗽畅快，痰易吐出，痰色正常，胁间仍痛，口渴思饮。

鲜杷叶三钱（布包），肥知母三钱（米炒），天花粉四钱，鲜桑白皮钱半，大红枣（去核）三枚、葶苈子七分（同布包），鲜地骨皮二钱，旋覆花二钱、代赭石三钱（同布包），半夏曲二钱，炙紫菀钱半，生石膏四钱（打，先煎），黛蛤散三钱、海浮石三钱（布包），炙白前钱半，冬瓜子五钱（打），苦桔梗三钱，青橘叶钱半，炒杏仁二钱，淡竹叶二钱，焦远志二钱，粳米百粒，同煎。

四诊：前方服二剂，体温已恢复正常，咳轻喘定，痰已不多，胁痛亦减，但不思食，夜卧不安。病邪已退，胃气尚虚，胃不和则卧不安，调理肺胃，以作善后。

川贝母三钱，炒杏仁二钱，冬瓜子（打）四钱，青橘叶二钱，酒黄芩二钱，苦桔梗钱半，生谷芽三钱，旋覆花二钱、海浮石三钱（同布包），半夏曲钱半、北秫米三钱（同布包），生麦芽三钱，炙紫菀钱半，广皮炭二钱，佩兰叶三钱，炙白前钱半，焦远志二钱。（《施今墨医案·内科病案》）

白女，三十五岁。

昨日天气酷寒，晨起外出，旋即发冷发热，继而咽痒欲咳，晚间则咳重，但无痰，头痛如裂，全身骨节痠楚，舌苔薄白，脉浮紧。

炙前胡钱半，炙麻绒五分，炙白前钱半，酒黄芩三钱，杭白芍三钱、川桂枝钱（同炒），广陈皮钱半，桑白皮钱半，海浮石三钱，蔓荆子二钱（炒），冬桑叶二钱，旋覆花钱半（布包），瓜蒌根二钱，苦桔梗钱半，炙甘草钱，瓜蒌皮二钱，炒杏仁二钱。（《施今墨医案·内科病案》）

冯男，五十九岁。

病历二月，初患咳嗽，胸际不畅，未以为意，近日咳嗽加剧且有微喘，痰浊而多，味臭，有时带血，胸胁震痛，稍有寒热，眠食不佳，小便深黄，大便干燥，舌苔黄厚，脉滑数。

鲜苇根六钱，桑白皮二钱，鲜茅根六钱，地骨皮二钱，旋覆花二钱、代赭石四钱（同布包），生苡仁六钱，陈橘红二钱，炒桃仁二钱，冬瓜子六钱（打），陈橘络二钱，炒杏仁二钱，北沙参三钱，苦桔梗二钱，仙鹤草六钱，粉甘草二钱。

二诊：服药五剂，寒热减退，喘平嗽轻，痰减仍臭，已不带血，眠食略佳，二便正常，尚觉气短，胸闷，仍遵原法。

鲜苇根六钱，溏瓜蒌六钱，鲜茅根八钱，干薤白三钱，旋覆花二钱、代赭石四钱（同布包），炙白前二钱，炙紫菀二钱，半夏曲二钱，炙百部二钱，炙化红二钱，枇杷叶二钱，炒桃仁二钱，生苡仁六钱，苦桔梗二钱，杏仁二钱，冬瓜子八钱（打），粉甘草二钱，北沙参三钱。

三诊：服药六剂，诸症均减，惟较气短，身倦，脉现虚弱，此乃病邪乍退、正气未复之故。

北沙参四钱，枇杷叶二钱，云茯苓三钱，南沙参三钱，半夏曲二钱，云茯神三钱，苦桔梗二钱，炒白术三钱，三七粉钱（分二次冲服），炒枳壳二钱，化橘红二钱，白及粉钱（分二次冲服），冬虫草三钱，粉甘草二钱。（《施今墨医案·内科病案》）

巩男，四十七岁。

咳嗽十五年，半年前曾咳血，经某医院检查，诊为支气管扩张。现症：痰量极多，每日约有五百毫升，色黄绿如脓，且有晦暗血色，味腥臭，两胁疼痛，食欲不振，苔黄垢，脉弦数。

炙前胡二钱，炙紫菀二钱，陈橘红二钱，炙白前二钱，炙苏子二钱，陈橘络二钱，冬瓜子六钱，白芥子五分，旋覆花二钱、代赭石四钱（同布包），甜瓜子六钱，莱菔子二钱，款冬花二钱，半夏曲二钱，枇杷叶二钱，苦桔梗二钱。

犀黄丸二钱，分二次随药服。

二诊：服药五剂，未见效果，一切如旧，仍拟前法再增药力治之。

云茯苓三钱，冬瓜子六钱，云茯神三钱，花蕊石二钱，旋覆花二钱、代赭石四钱（同布包），甜瓜子六钱，莱菔子二钱，炙苏子二钱，钟乳石四钱，白芥子五分，炙化红二钱，款冬花三钱，炙前胡三钱，炒远志二钱，苦桔梗二钱，炙紫菀二钱，白杏仁二钱。犀黄丸钱，分二次送服。

三诊：服药四剂，除两胁疼痛减轻之外，余症未见大效，拟用丸药服二十日观察。每日早服气管炎丸二十粒，午服犀黄丸二钱，晚服白及粉二钱，三七粉五分。

四诊：服前方丸散二十日，已见效诸症均有所减，遂又多服十日。痰量减少一半，已无血色及黄绿脓痰，较前略稀，仍有臭味。

大瓜蒌一个剖开，纳入整个半夏，塞满，用线扎紧，外用盐泥封固，灶下火灰煨透，去泥皮，研细末。每日早、午、晚各服二钱。

海蜇皮一斤，荸荠二斤，洗净，连皮切碎，加水慢火煎熬如膏，早晚各服一汤匙，服完再制，共服一个月。

五诊：服药一个月，痰量每日一百八十毫升左右，咳亦随之减少，但觉心跳头晕，拟配丸方服。

云苓块两，朱茯神两，化橘红五钱，风化硝五钱，陈橘络两，法半夏两，炒枳壳两，白杏仁两，远志肉两，黛蛤散两，生龙牡各两，紫厚朴两，川贝母两，款冬花五钱，白知母五钱，南花粉二两，苦桔梗五钱，粉甘草两。

共研细末，蜜丸如小梧桐子大，每日早晚各服三钱，每日中午服犀黄丸二钱。

六诊：服药期间病即减轻，中间曾停服数日，诸症又行加重，现在痰量仍在每日一百八十毫升左右。臭味已除，痰稀色黄，心跳头晕。

每日早服二陈丸三钱，午服犀黄丸钱，晚服强心丹十六粒。

七诊：服丸药咳减痰少，症状大为减轻，近日天寒，痰量又多，咳嗽亦增，气短心跳，暂用汤剂补充。

吉林参二钱（另炖兑服），北沙参四钱（米炒），百合四钱，酒丹参七钱，野於术二钱，玉竹五钱，云苓块四钱，清半夏二钱，橘红二钱，炒远志二钱，炙黄芪五钱，橘络二钱，炙草钱。

八诊：服药六剂，精神好转，心跳、头晕、气短，亦均见效，仍有咳嗽，痰稀白量不多。

每日早服茯苓丸三钱，午服犀黄丸二钱，晚服气管炎丸二十粒。（《施今墨医案·内科病案》）

韩男，二十九岁。

三日前感冒并发高热，自购西药服后，下午体温仍在三十八度左右。咳嗽痰不易出，胸胁震痛，口渴思饮，小便黄，食欲不振，夜寐不安，舌苔微黄，脉浮数。

鲜苇根六钱，炙白前二钱，炒香豉三钱，鲜茅根六钱，炙前胡二钱，炒山栀二钱，桑白皮二钱，白杏仁二钱，炒芥穗二钱，冬桑叶二钱，苦桔梗二钱，酒条芩三钱，冬瓜子六钱（打），炒枳壳二钱，炙甘草钱，炙化红二钱。（《施今墨医案·内科病案》）

李男，二十八岁。

咳已十余日，痰多而浓，昨日竟然失血，检验痰液，并无结核菌，体温如常，是为支气管扩张症。

炙白前、炙紫菀各钱半，炙苏子、炙广皮各钱半，白杏仁二钱，大蓟炭、小蓟炭三钱，白茅根四钱，仙鹤草三钱，鲜生地、大生地各三钱，苦桔梗钱半，黛蛤散三钱、海浮石三钱（同布包），半夏曲二钱、枇杷叶二钱（去毛，同布包），冬瓜子五钱，怀牛膝三钱，黑芥穗钱半，冬桑叶二钱，陈阿胶三钱。

二诊：服药两剂，血已无，咳稍减，再用强肺气、敛气管法。

炙白前、炙紫菀各钱半，白杏仁二钱，苦桔梗钱半，桑白皮钱半（炙），川贝母、浙贝各钱半，瓜蒌子、瓜蒌皮各二钱，款冬花钱半（炙），化橘红钱半，海浮石三钱、天竺黄二钱（同布包），半夏曲二钱、枇杷叶二钱（去毛，同布包），黛蛤散三钱、苏子钱半（同布包），冬瓜子四钱，鸡子清二枚（煮汤代水煎药），胡冰糖四钱（分二次冲服）。

三诊：咳大减，痰亦少，拟用强肺善后法。

肥玉竹一斤，大水梨十斤（去核切碎），共入大铜锅内，煮极透烂，去渣取汁，加入炼蜜四两，红白糖各二两，熬稠收为膏。每日早晚各服一匙，白开水调服。（《施今墨医案·内科病案》）

刘男，年四十余岁。

平素病咳，每届秋冬必犯，此次患已一旬，他医投以滋阴敛肺剂，病邪遂不得出，发热早轻暮重，咳嗽甚少，但呼吸颇难，痰稠极不易吐，精神疲怠，面色苍白，有转肺炎之趋势。

桑白皮、鲜地骨皮各钱半，炙前胡、炙白前各钱半，葶苈子七分、半夏曲二钱（同布包），五味子五分、细辛二分（同捣），苦桔梗钱半，炙麻黄四分，花旗参钱半，海浮石三钱、旋覆花二钱（同布包），白杏仁二钱，焦远志三钱，黛蛤散三钱、苏子钱半（同布包），炙甘草八分，炙紫菀、炙广皮各钱半，霜桑叶二钱，鲜苇根一尺，鲜茅根五钱。

二诊：服药两剂，发热渐退，精神转佳，咳嗽有力，痰多而不易吐，症状良好，不致转为肺炎矣。

炙前胡、炙白前各钱半，炙广皮、炙紫菀各钱半，葶苈子七分、半夏曲二钱（同布包），苦桔梗钱半，旋覆花二钱、海浮石三钱（同布包），炙麻黄三分，白杏仁二钱，花旗参钱半，桑白皮、炙桑叶各钱半，黛蛤散三钱（布包），焦远志三钱，炙甘草七分，淡黄芩二钱，鲜苇根一尺，鲜茅根五钱。

三诊：热已退净，咳嗽较多，痰涎转稀而易吐，精神颇佳，此乃病邪外出之象。

炙前胡、炙白前各钱半，桑皮、炙桑叶各钱半，苦桔梗钱半，炙紫菀、炙广皮各钱半，冬瓜子四钱，杏仁二钱，海浮石三钱、旋覆花二钱（同布包），焦远志三钱，半夏曲二钱，黛蛤散三钱（布包），云苓三钱，鲜杷叶三钱（去毛，布包）。

四诊：咳嗽稍减，痰稀而少，胸间满闷，食不知味，拟用止咳、去痰、开胸、进食法。

炙紫菀、炙白前各钱半，桑皮、炙桑叶各钱半，海浮石三钱、天竺黄二钱（同布包），半夏曲二钱、枇杷叶二钱（去毛，同布包），苦桔梗钱半，杏仁二钱，炒枳壳钱半，厚朴花、代代花各钱半，炙苏子、炙广皮各钱半，薤白二钱，瓜蒌子、瓜蒌皮各二钱，冬瓜子四钱，款冬花钱半（炙），佩兰三钱。

五诊：前方又服两剂，咳嗽已少，痰亦不多，胸膈清快，颇思饮食，再进善后法。

处方：炙紫菀、炙百部各钱半，南沙参、北沙参各二钱，川贝母、浙贝母各二钱，天竺黄二钱、海浮石三钱（同布包），焦远志二钱，冬瓜子四钱，枇杷叶二钱、半夏曲二钱（同布包），苦桔梗钱半，炒枳壳钱半，玫瑰花、代代花各钱半，佩兰叶三钱，白杏仁二钱，干薤白二钱，黛蛤散三钱、苏子钱半（同布包），广皮炭二钱，鲜百合两。（《施今墨医案·内科病案》）

刘男，五十岁。

气短，咳嗽，胸肋微疼，稍发烧，痰极腥臭，满室皆闻。

17

处方：鲜苇根尺，鲜茅根五钱，白杏仁二钱，白薏仁四钱，葶苈子六分，半夏曲二钱、大红枣五枚（同布包），苦桔梗钱半，焦远志三钱，炙紫菀二钱，炙广红钱半，川贝母、浙贝母各二钱，瓜蒌子二钱，瓜蒌根三钱，旋覆花钱半、黛蛤散三钱（同布包），海浮石三钱、枇杷叶二钱（去毛，同包），干薤白二钱，桑白皮钱半（炙），桑叶二钱（炙），炙百部、炙白前各钱半，冬瓜子五钱，花旗参原皮钱半，炙甘草五分，甜瓜子四钱。

二诊：服药后异常舒适，诸状略佳，前方去洋参、瓜蒌，加南北沙参各二钱，佩兰三钱。（《施今墨医案·内科病案》）

卢男。

感冒后咳嗽，痰多，体温三十七度八，咳时胸肋震痛，口渴，不食。

处方：鲜苇根一尺，鲜茅根五钱，炙前胡、炙白前各钱半，白杏仁二钱，炙紫菀、炙广皮各钱半，苦桔梗钱半，淡豆豉四钱，山栀衣钱半，霜桑叶二钱，海浮石二钱、旋覆花二钱（同布包），半夏曲二钱、黛蛤散三钱（同布包），炒枳壳钱半，薤白头二钱，冬瓜子四钱。

二诊：热退，口仍渴，咳嗽未减，但痰已易吐，有时胸肋微痛。

处方：炙前胡，炙白前各钱半，炙紫菀、炙广皮各钱半，白杏仁二钱，苦桔梗钱半，炙麻黄三分，黛蛤散三钱、海浮石三钱（同布包），生石膏三钱，旋覆花二钱、半夏曲二钱（同布包），干薤白二钱，冬瓜子四钱，云苓块三钱，炒枳壳钱半，酒条芩二钱，炙甘草七分。

三诊：咳嗽大减，痰稀色白，胸肋不痛，口亦不渴，大便燥，不思食。

处方：炙白前、炙紫菀各钱半，桑皮、桑叶各钱半（炙），白杏仁二钱，苦桔梗钱半，海浮石三钱、黛蛤散三钱（同布包），苏子钱半，瓜蒌子、瓜蒌皮各二钱，川贝母、浙贝母各二钱，佩兰叶三钱，薤白二钱，炒枳壳钱半，焦内金三钱，炒谷芽、炒麦芽各三钱，半夏曲二钱，枇杷叶二钱（去毛，布包）。（《施今墨医案·内科病案》）

马女，四十七岁。

自十余岁即患咳嗽，三十多年以来，屡经治疗，迄未根除。最畏热，热即咳，咳即有血，痰多而气促。据云：经西医检查为右肺中叶支气管扩张。最近数月，病情依旧，又增睡眠不佳，痰中有血，饮食正常，大便溏，舌苔黄而腻，脉滑数。

处方：炙百部二钱，炙化红二钱，炙白前二钱，炙紫菀二钱，旋覆花二钱、代赭石五钱（同布包），杏仁二钱，云苓块三钱，枯芩二钱，炙款冬二钱，苦桔梗二钱，远志二钱，白茅根七钱，赤白芍各二钱，甘草钱。

二诊：服药五剂，咳嗽减，血痰已无，吐痰甚爽，胸间畅快，睡眠尚不甚安。拟用丸方图治。

处方：百部两，白前两，血琥珀两，磁朱丸两，紫菀两，杏仁两，西洋参两，云苓块两，贝母两，知母两，款冬花两，苦桔梗两，阿胶两，条芩两，清半夏两，化橘红两，百合两，远志两，酸枣仁二两，炒枳壳两，石斛两，炙草两。共研细末，枣肉一斤，合为小丸，每日早晚各服二钱，白开水送。

三诊：丸药服八十日，现将服完，服药至今未曾吐血，痰少，咳嗽大减。患者自云：三十年来从未感觉如此舒畅，现已能上堂授课。尚觉口干，希再配丸药。

前方去桔梗、杏仁、枳壳、白前，加北沙参两，於术两，紫

草两，寸冬两。(《施今墨医案·内科病案》)

杨男，六旬余。

咳嗽已二十余年，化验痰液，并无结核菌，痰黏而少，食睡如常。

处方：炙紫菀、炙白前各钱半，炙百部、炙广红各钱半，白杏仁二钱，苦桔梗钱半，炙麻黄三分，桑白皮、炙桑叶各钱半，海浮石三钱、黛蛤散三钱（同布包），旋覆花二钱、半夏曲二钱（同布包），炙甘草七分，花旗参钱半，焦远志二钱，冬瓜子四钱，瓜蒌子、瓜蒌皮各二钱，淡黄芩二钱。

二诊：咳嗽减，痰易吐，自谓胸膈通畅，再进消炎、止咳、兼助肺气法。

处方：炙百部钱半，炙百合三钱，炙紫菀、炙白前各钱半，款冬花钱半（炙），化橘红钱半（盐炒），苦桔梗钱半，白杏仁二钱，花旗参钱半，半夏曲二钱，枇杷叶二钱（去毛，同布包），黛蛤散三钱、海浮石三钱（同布包），空沙参三钱，焦远志二钱，冬瓜子四钱，天花粉三钱，浙贝母三钱。

三诊：微咳有痰，改拟梨膏方以收全功。

处方：仙人头（即打过子之萝卜）二枚，白茅根半斤，胡桃肉四两，川贝母二两，小红枣七枚，陈细茶两，杏仁两，真香油炸之油条一枚约重二两，大水梨七斤（去核切片）。

共入大铜锅内，加水过药约二三寸，文武火煮之，由朝至暮，水少加热水，煮极透烂，布拧取汁去渣，加入红白糖各二两，白蜜四两，再熬，俟起鱼眼大泡时，收为膏，贮磁罐内，每日早晚各服一匙，白开水冲服。(《施今墨医案·内科病案》)

杨女，三十有六。

素有慢性气管炎症，日前外出感寒，干咳不止，畏冷喉干，舌苔薄白，六脉紧数。

处方：炙麻黄五分，炒杏仁二钱，软射干钱半，炙白前钱半，炙桑皮钱半，炙前胡钱半，炙陈皮钱半，五味子八分、北细辛二分（同打），炙紫菀钱半，川桂枝钱，酒黄芩钱，炙苏子钱半，杭白芍三钱，云茯苓三钱，苦桔梗钱半，炙甘草钱。（《施今墨医案·内科病案》）

张男，三十二岁。

嗽已二十余日，现在咳少痰多，气味腐臭，发热口渴，食欲不振，拟用退热、防腐、去痰、开胃法。

处方：鲜茅根、鲜生地各五钱，肥知母二钱，生石膏四钱，酒条芩三钱，真川连钱半，白杏仁二钱，白薏仁四钱，佩兰叶三钱，川郁金钱半，厚朴花、代代花各钱半，金银花四钱，苦桔梗钱半，化橘红钱半，清半夏三钱，黛蛤散四钱、海浮石三钱（同布包），冬瓜子四钱，枇杷叶三钱。（《施今墨医案·内科病案》）

张男，四十五岁。

十数年来咳嗽痰多，早晚较重，每届秋冬为甚。近时眠食欠佳，大便不实。屡经治疗，效果不大，经西医检查，透视化验均未发现结核病变，诊断为慢性支气管炎，今就出差之便，来京就诊。舌苔薄白，脉缓弱。

处方：炙百部二钱，炙紫菀二钱，云茯苓三钱，炙白前二钱，炙化红二钱，云茯神三钱，野党参三钱，小於术三钱，川贝母二钱，北沙参二钱，枇杷叶二钱，炒杏仁二钱，炙甘草钱，半夏曲三钱，炒远志三钱，南沙参二钱。

二诊：服药六剂，咳嗽大减，食眠亦均转佳，二便正常。

前方加玉竹三钱，冬虫草三钱。

三诊：服五剂后，咳嗽基本停止，返里在即。

嘱将前方剂量加五倍研细面，炼蜜为丸，每丸重三钱，每日早晚各服一丸，白开水送服。并嘱其加强锻炼，防止外感。（《施今墨医案·内科病案》）

赵男，三十岁。

十余年来咳嗽痰多，曾多次咳血，多时达二三百毫升，目前又复咳血，食眠二便如常。在北京协和医院支气管造影，证实有两侧支气管扩张，不适宜手术治疗，舌苔薄白质淡，脉芤。

处方：鲜生地三钱，陈橘红二钱，大生地三钱，陈橘络二钱，旋覆花二钱、代赭石四钱（同布包），仙鹤草六钱，小蓟炭三钱，阿胶珠三钱，炒杏仁二钱，炙紫菀二钱，苦桔梗二钱，炙冬花二钱，炙甘草钱。

白及粉二钱，分二次，随药冲服。

二诊：服药十剂，血止，咳嗽减少。

前方加丹皮三钱，三七粉、白及粉各钱（分二次，随药冲服）。

三诊：服药六剂，血未再咯，仍有轻微咳嗽，拟改丸剂常服。

处方：金沸草两，炙紫菀两，西洋参两，炙百部两，炒杏仁两，陈阿胶两，仙鹤草二两，炙桑皮两，北沙参二两，南沙参两，苦桔梗两，怀牛膝两，酒丹参二两，白及面二两，败龟板二两，酒生地二两，三七面两，酒当归两，炙甘草两。上药共研细面，蜜丸重三钱，每日早晚各服一丸，白开水送服。（《施今墨医案·内科病案》）

王男，三十九岁。

数日以来，寒热，咳嗽，气促，胸痛咳时尤剧，食欲不振，周身倦怠，经北大医院诊断为胸膜炎，胸腔有少量积液，舌苔薄白，脉浮数。

冬瓜子一两（打），陈橘红二钱，甜瓜子两，陈橘络二钱，旋覆花三钱、代赭石四钱（同布包），赤茯苓三钱，鲜苇根三钱，紫丹参五钱，赤芍药三钱，鲜茅根三钱，粉丹皮三钱，青橘叶三钱，白杏仁二钱，北柴胡二钱，炒枳壳二钱，苦桔梗二钱。

二诊：服药二剂，寒热稍退，诸证减轻，原法加力。

冬瓜子两（打），车前子三钱（布包），赤茯苓三钱，冬瓜皮两，车前草三钱，赤芍药三钱，紫丹参五钱，全瓜蒌八钱，粉丹皮三钱，旋覆花三钱、代赭石四钱（同布包），干薤白三钱，白杏仁二钱，青橘叶三钱，焦内金三钱，苦桔梗二钱，炒枳壳二钱，青陈皮各二钱。

三诊：服药三剂，寒热全除，小便增多，日十余次，胁间已不甚痛，咳嗽亦轻，经医院透视积液消失。脉现濡软，正气未复，拟用六君子汤加味，嘱多服以愈为度。

南沙参三钱，陈橘红二钱，北沙参三钱，陈橘络二钱，旋覆花二钱、代赭石四钱（同布包），於白术三钱，青橘叶三钱，云苓块四钱，清半夏三钱，白杏仁二钱，焦内金三钱，冬瓜子两（打），炙甘草钱。（《施今墨医案·内科病案》）

王男，三十四岁。

先发高热，咳嗽肋膜间巨痛，据检查为浆液性肋膜炎，曾抽水数次而不能根本治疗，现呈三十八度稽留性热，颜面惨白，轻嗽肋间巨痛，呼吸困难，治以消炎排水退热法。

旋覆花二钱、代赭石四钱（同布包），冬瓜子六钱，青橘叶二钱，青皮、广皮各钱，炙紫菀二钱，炙前胡钱半，苦桔梗钱半，炒枳壳钱半，杏仁二钱，全瓜蒌八钱（打），佩兰叶三钱，炒丹参五钱，炒丹皮二钱，薤白三钱，半夏曲二钱、枇杷叶二钱（去毛，同布包），炒萸五分，炒连钱，黛蛤散三钱、苏子二钱（同布包），桑叶二钱，炒赤芍二钱。

二诊：前方连服三剂，烧及肋疼均减轻，咳嗽已愈，前方减黛蛤散、苏子、紫菀、前胡，加茜草二钱，西红花八分。

三诊：疼已大减，又重用冬瓜子、郁金，嘱病者多服，以愈为度。

冬瓜子两，旋覆花二钱、代赭石四钱（同包），青橘叶二钱，茜草根二钱，川郁金二钱，全瓜蒌六钱（打），桃杏仁各二钱，厚朴花、代代花各钱半，青陈皮各钱，炒枳壳钱半，苦桔梗钱半，炒萸三分，炒连七分，酒丹参四钱，赤白芍各二钱、醋柴胡钱半（同炒），薤白头三钱。（《施今墨医案·内科病案》）

#### ◆ 哮病

李男，三十八岁。

喘息已八年，近年发作频繁，稍动即喘，呼长吸短，不能自制，喘甚则不能卧，自汗，食减，身倦，消瘦，四末发凉。经西医检查诊断为支气管哮喘、慢性气管炎、肺气肿。屡经治疗，未获显效，舌有薄苔，脉虚细。

处方：人参一钱（另炖兑服），陈橘络二钱，陈橘红二钱，黑锡丹钱、大红枣五枚（去核，同布包），麦冬三钱，杏仁二钱，云茯苓三钱，云茯神三钱，五味子二钱（打），炙甘草钱，北沙参三钱。

二诊：服药四剂，汗出止，喘稍定。

前方加胡桃肉八钱，蛤蚧尾一对（研极细粉，分二次随药送服）。

三诊：服八剂，喘息已平，余症均轻，机关嘱到南方疗养。改拟丸剂常服。

处方：人参两，北沙参两，黑锡丹五钱，紫河车二两，南沙参两，胡桃肉二两，蛤蚧尾三对，云茯苓两，云茯神两，玉竹两，冬虫草两，五味子两，淡苁蓉两，寸冬两，白杏仁两，巴戟天两，补骨脂两，橘红五钱，橘络五钱，炙甘草两。

共研极细末，蜜丸重三钱，每日早晚各服一丸，白开水送下。（《施今墨医案·内科病案》）

王男，三十八岁。

自幼即患喘息病，祖、父均有喘疾。屡经治疗，时愈时犯。近两年来绝少发作。本年五月，发现颜面足跗浮肿，经江西医院诊断为肾炎，治疗后好转，但浮肿迄未全消。半年后，于就诊前一周喘息突又发作，咳嗽、腰痠、尿量甚少，旋即全身浮肿，日益加重，入院治疗未效，遂来诊治，舌苔白厚，脉沉滑。

处方：炙白前二钱，车前草三钱，炙紫菀二钱，旱莲草三钱，北细辛三分，旋覆花二钱、代赭石三钱（同布包），赤茯苓四钱，冬葵子四钱，五味子六分，赤小豆四钱，冬瓜子四钱，大腹皮二钱，大腹子二钱，炒远志三钱，葶苈子二钱、大红枣五枚（去核，同布包），白杏仁二钱，炙草梢钱，黑锡丹钱（分二次，随汤药送服）。

二诊：服四剂，浮肿大减，咳嗽亦轻，惟喘息气闷尚未显效。

前方去大腹皮、子，加陈橘红、络各二钱。

三诊：服六剂，浮肿已去十分之九，喘嗽亦大减轻，尚觉喉间发紧，痰嗽不畅。

处方：陈橘红二钱，车前子三钱，代赭石三钱、旋覆花二钱（同布包），陈橘络二钱，车前草三钱，葶苈子钱（布包），嫩射干二钱，炒远志三钱，炙白前二钱，云茯苓三钱，北细辛三分，炙紫菀二钱，云茯神三钱，五味子六分，冬瓜子八钱，白杏仁二钱，炙甘草钱，冬葵子四钱，苦桔梗二钱。

四诊：浮肿基本消失，喘嗽亦大见好，希予常服方剂。

每日早服强心丹十六粒，午服气管炎丸二十粒，晚服金匮肾气丸四钱。（《施今墨医案·内科病案》）

吴男，三十八岁。

自幼即患喘嗽，至今已三十余年。每届秋冬时常发作，近两年来逐渐加重，发作多在夜间，胸间憋闷，不能平卧，咳嗽有痰，北京协和医院诊为肺气肿、支气管哮喘。昨晚又行发作，今日来诊，舌苔薄白，脉象洪数。

处方：炙白前二钱，炙紫菀二钱，炙前胡二钱，炙陈皮二钱，葶苈子二钱、大红枣三枚（去核，同布包），炙麻黄五分，白杏仁二钱，生石膏五钱，苦桔梗二钱，炙苏子二钱，旋覆花二钱、代赭石三钱（同布包），紫油朴二钱，炙甘草钱。

二诊：服药二剂，喘已减轻，但仍咳嗽，唾白痰，脉象滑实，外邪初退，其势犹强，拟前方加减。

处方：炙麻黄五分，杏仁二钱，嫩射干二钱，细辛五分，炙白前二钱，旋覆花二钱、代赭石三钱（同布包），五味子二钱，炙紫菀二钱，炙苏子二钱，炙陈皮二钱，莱菔子二钱，白芥子五分。

三诊：前方服四剂，昼间喘咳基本停止，夜晚即现憋气不舒，喘嗽仍有发动之势，拟定喘汤合三子养亲汤化裁治之。

处方：炙麻黄五分，生银杏十四枚（连皮打），款冬花二钱，炙桑白皮二钱，莱菔子二钱，炙白前二钱，炙桑叶二钱，白芥子五分，炙百部二钱，炙紫菀二钱，炙苏子二钱，白杏仁二钱，苦桔梗二钱，炙甘草钱。

四诊：服药六剂，夜晚胸间憋闷大减，拟用丸剂治之。

每日早、午各服气管炎丸二十粒，临卧服茯苓丸二十粒。

五诊：服丸药一个月，现已停药三月，未见发作，昨日晚间又发胸闷胀满。

处方：细辛五分，白杏仁二钱，代赭石二钱、旋覆花二钱（同布包），五味子二钱，半夏曲二钱，葶苈子钱（布包），嫩射干二钱，生银杏五钱（连皮打），建神曲二钱，炙百部二钱，炙苏子二钱，苦桔梗二钱，炙白前二钱，炙紫菀二钱，炒枳壳三钱，紫油朴二钱，炙麻黄五分，生石膏五钱，炙甘草钱。（《施今墨医案·内科病案》）

◆ **喘证**

贾男，四十余岁。

素患痰喘，病发无时，空气冷热，均可致喘，拟用汤剂，治疗现状，再进丸药，以除此根。

处方：旋覆花二钱、代赭石三钱（同布包），葶苈子五分、大红枣五枚（去核）、半夏曲二钱（同布包），海浮石三钱、黛蛤散三钱（同布包），苏子二钱（炙），白杏仁二钱，炙麻黄三分，炙广红钱半，云苓三钱，炙白前、炙紫菀各钱半，瓜蒌子、瓜蒌皮各二钱，嫩射干钱半，酒苓二钱，冬瓜子五钱，炙甘草七分。

二诊：服药两剂，喘息即止，改服丸药，根除此疾。

处方：冬虫草两（炙），肥玉竹两，南沙参、北沙参各两，苦桔梗两，化橘红五钱，炙麻黄五钱，白杏仁两，炙紫菀两，炙白前两，葶苈子五钱，清半夏两，五味子五钱，北细辛三钱，胡桃肉两，蛤粉两，花旗参两，焦远志两，青黛三钱，海浮石两，款冬花五钱，炙百部五钱，云茯苓两，家苏子五钱，生石膏二两，条黄芩两，炙甘草五钱。

上药共研极细末，加枣肉四两煮烂如泥，去皮核，再加炼蜜十二两，共合为丸，如小梧桐子大。每日早晚各服三钱，白开水

送下。(《施今墨医案·内科病案》)

王女，四十七岁。

患咳嗽多年，初时每届天气转凉即行发作，近年来不分季节，咳喘已无宁静之时，每觉肺气上冲，咳呛难忍，稍动即喘。去年二月发现周身逐渐浮肿，心跳、心慌，经县医院检查诊断为肺源性心脏病，舌苔淡黄、脉细弱并有间歇。

云茯神二两，柏子仁三钱，南沙参三钱，云茯苓三钱，龙眼肉四钱，北沙参三钱，炒远志三钱，阿胶珠三钱，炙化红钱半，冬瓜子八钱，代赭石三钱、旋覆花二钱（同布包），炙白前二钱，炙苏子钱半，炙草梢钱，炙紫菀二钱，白杏仁二钱。

二诊：服药二剂后，即见症状减轻，遂连服至十剂，浮肿见消，咳喘大减，心跳心慌亦轻，饮食睡眠均佳，拟返乡要求常服方。

朱茯苓三钱，炙白前二钱，朱寸冬三钱，炙紫菀二钱，代赭石三钱、旋覆花二钱（同布包），炒远志三钱，龙眼肉四钱，化橘红钱半，柏子仁三钱，阿胶珠三钱，广橘络钱半，款冬花钱半，枇杷叶二钱，半夏曲三钱，白杏仁二钱，白薏仁四钱，炙草梢钱。
(《施今墨医案·内科病案》)

高女，二十九岁。

患喘息病已八年，不分季节，时常发作，咳少喘多，不能平卧，喉间痰鸣，吐痰不多，自汗、心跳，睡眠乱梦纷纭。曾用组织疗法、单方等均未见效，现又怀孕三个月，喘息发作，痛苦之至。舌苔薄白、舌质淡，脉细软而滑。

云茯苓二钱，桑白皮钱，橘红二钱，云茯神二钱，桑叶二钱，橘络二钱，北细辛三分，炙紫菀二钱，车前子二钱，五味子钱，炙白前二钱，车前草二钱，生银杏十二枚（连皮打），炒远志二钱，白杏仁二钱，苦桔梗二钱，炒枳壳二钱，甘草梢六分。

二诊：服药四剂，喘渐少，咳增多，已有痰，仍心跳气短。

云茯苓二钱，细辛六分，陈橘红二钱，云茯神二钱，五味子钱，陈橘络二钱，西洋参二钱（另炖兑服），炒远志二钱，苦桔梗二钱，炙白前二钱，瓜蒌子二钱，炙紫菀二钱，旋覆花二钱、半夏曲二钱（同布包），瓜蒌皮二钱，野於术二钱，炙款冬钱，粉甘草六分。

三诊：前方服八剂喘更见好，已能平卧，咳嗽仍多，吐痰甚爽，心跳稍好。

仍遵原法，前方去五味子、细辛，加南沙参二钱。

四诊：服药四剂，病已大为减轻，突于昨夜又再发作，喘息不能平卧，一夜未眠，脉现浮数，暂拟宣肺降气法治之。

北沙参二钱，炙麻黄五分，条黄芩三钱，北细辛三分，莱菔子二钱，云茯苓二钱，五味子钱，白芥子三钱，云茯神二钱，陈橘红二钱，黑芥穗二钱，炙苏子二钱，陈橘络二钱，炒远志二钱，苦桔梗二钱，白杏仁二钱。

五诊：服药四剂，喘已大减，夜能安卧，自觉发作之势犹存，有待机再发之象，大便干，小便黄。

拟前方去白芥子，加瓜蒌子、皮各二钱，再服四剂。

六诊：服药甚好，喘已基本平定，仍心跳，咽干，食欲欠佳，拟以清热法治之。

朱茯神三钱，炙紫菀二钱，陈橘红二钱，朱寸冬三钱，炙白前二钱，陈橘络二钱，苦桔梗二钱，酒黄芩二钱，旋覆花二钱、半夏曲二钱（同布包），白杏仁二钱，西洋参二钱（另炖兑服），野於术二钱，炙甘草五分。

七诊：前方服六剂，症状大减，自觉几年来未有如此之舒畅。

大便稍干，小便黄，拟用丸药巩固。

台党参两，远志两，旱莲草钱，车前子两，寸冬两，朱茯神两，酒黄芩两，桔梗五钱，五味子两，女贞子两，橘红五钱，金沸草两，火麻仁二两，杏仁两，枳壳五钱，半夏曲两，桑叶两，野於术两，陈阿胶两，炙草两。

共研细末，蜜丸如梧桐子大。每日早晚各服三钱，白开水送下。（《施今墨医案·内科病案》）

◆ **肺痨**

侯男，五十二岁。

患肺结核，已有二十余年。病情时轻时重。解放后，曾两度在疗养所疗养，症状迄未稳定。近一年来，又患肠结核，久治不效，患者面色苍白，体质瘦弱，短气少神，倦怠无力。咳嗽，痰多，大便日行四五次，为脓样物，间有血色，有时溏泻，腹隐痛，小便少，舌光无苔，脉象沉细。

云茯苓二钱，车前草四钱，云茯神三钱，白杏仁二钱，血余炭三钱、禹余粮三钱（同布包），旱莲草四钱，炒白前钱半，炒紫菀钱半，白薏仁五钱，炒百部钱半，炒化红钱半，怀山药钱半，漂白术三钱，苍术炭钱半，北沙参四钱，诃子肉三钱，甘草梢钱。

二诊：患者久病，深感治愈甚难，已全无信心，前方屡经家人劝说始服二剂，旋又停止，再进数剂，即又不服，半个月共服六剂，咳嗽较好，大便脓血依然。

前方去白前、百部、沙参，加赤石脂三钱，白石脂三钱，炒吴萸钱半，炒黄连钱半，炒地榆三钱，炒远志三钱。

三诊：前方于八日间共服四剂，脓血减少，溏泻增多，然食欲转佳，精神也好，患者服药后感觉腹内舒适，前时之无信心治疗，有所转变，但畏服汤药，拟用丸药治疗。

每日早服天生磺钱（冲服或煮粥），中午服附子理中丸一丸，晚临卧服参苓白术散二钱。

四诊：丸药服二十日，大便次数减少，但仍溏泻，腹痛已较前大为减轻，唯觉口干。

每日早服天生磺七分，中午服香砂六君子丸钱半，临卧服四神丸钱半。

五诊：前方共服一个月，效果甚好，食眠均较前为佳，大便日行二三次，有时溏，有时软便，已无脓血月余，治愈之信心更强，要求配丸药治之。

白及二两，天生磺两，橘络两，橘红两，金石斛二两，紫菀两，苍术二两，诃子肉两，白术二两，人参两，禹余粮二钱，云苓二钱，砂仁五钱，小青皮五钱，甘草二钱，车前子两，朱茯神二两，炒远志两，五味子两，紫厚朴两。

共研细末，怀山药二斤打糊为丸。每日早晚各服三钱，白开水送。

六诊：丸药共服三个月，病情好转，时届暑日，返农村居住半年，未能服药，近来大便又行溏泻，食欲不佳，精神委顿，气短心慌，返京求诊，再服丸药治疗。

人参两，西洋参两，北沙参两，白於术二两，莲肉二两，天生磺八钱，白及两，远志两，云苓块二两，紫河车两，龙涎香二钱，诃子肉两（煨），山药二两，阿胶二两，五味子两，广皮五钱，砂仁五钱，广木香四钱，清半夏两，甘草七钱。

共研细末，用雄猪肚一个煮极烂捣如泥合丸。每日早晚各服三钱，白开水送。

七诊：前药共服一百日，大便一日一次，食欲甚好，精神已渐恢复，唯睡眠梦多。

前方加琥珀五钱，酸枣仁两，再服一百日。

八诊：丸药服完后，经去医院检查，肠结核已愈，肺结核为硬结期，停药四个月，偶食多脂肪物即行腹泻外，无其他症状。拟用调糊作粥法以健胃肠。

怀山药，真糯米，土炒於术，薏仁米，云苓块，诸药各等分，研细末，每用两，打糊如粥加冰糖调味。每日当点心服二次。（《施今墨医案·内科病案》）

沈女。

患肺结核兼肠结核症，午后发热，大便溏泻且混有脓血，腹痛，心跳，精神疲怠，四肢无力，拟用丸药治疗，汤剂无功也。

生龙齿两，生牡蛎两，椿根白皮两，真珠粉钱，凤尾草两，生鳖甲两，生熟地炭各两，真獭肝两，败龟板两，地榆炭五钱，黑木耳炭五钱，炒槐米五钱，焦薏仁两，野於术两，天台乌药五钱，苦桔梗五钱，血余炭两，炒黄连各五钱，炒银花炭两，炒奎芍两，五味子五钱，诃子肉两，炙甘草梢五钱，焦远志两，花旗参两。

共研细末，怀山药一斤打糊，再加炼蜜为丸，如小梧桐子大，每日早晚各服三钱，白开水送下。（《施今墨医案·内科病案》）

宋男，二十七岁。

咳嗽已半年，音哑近四个月，经天津市立结核病院检查为浸润性肺结核。现症：咳嗽不多，音哑喉痛，食欲不振，腹痛便溏，日渐消瘦，舌苔白垢，脉象滑细。

炙白前二钱，炙紫菀二钱，半夏曲三钱，炙百部二钱，化橘红二钱，枇杷叶二钱，炒杏仁二钱，野於术二钱，土杭芍三钱，焦苡仁二钱，紫川朴二钱，云茯苓三钱，冬桑叶二钱，苦桔梗二钱（生炒各半），诃子肉三钱（生煨各半），粉甘草钱（生炙各半），凤凰衣二钱。

二诊：服药二剂，大便好转，日只一次，食欲渐增，咳嗽甚少，喉痛减轻，音哑如旧，仍遵前法治之。

前方去桑叶，加南北沙参各二钱，炒苍术二钱。

三诊：前方服四剂，大便已正常，食欲增强，精神甚好，咳嗽不多，音哑虽未见效，但觉喉间已不发紧。

诃子肉三钱（生煨各半），苦桔梗二钱（生炒各半），粉甘草钱（生炙各半），炙白前钱半，化橘红钱半，黛蛤散二钱、马勃钱半（同布包），炙百部钱半，炒紫菀钱半，炒苍术二钱，云茯苓三钱，白杏仁二钱，炒白术二钱，紫川朴钱半，凤凰衣钱半，土杭芍三钱。

四诊：前方服四剂，现症尚余音哑未见显效外，他症均消失，拟专用诃子亮音丸治之。

诃子肉两（生煨各半），苦桔梗两（生炒各半），粉甘草两（生炒各半），凤凰衣五钱。共研细面，冰糖四两熬化兑入药粉做糖球，含化服之。（《施今墨医案·内科病案》）

张男，四十余岁。

咳嗽咯血，痰浓色绿，午后发热三十七度六七，心跳，气短，睡眠盗汗，饮食无味，是乃二期肺结核症，但已年过四旬，如能善加调摄，或可幸痊。

炙百部、炙白前各钱半，炙紫菀钱半，炙百合三钱，小蓟炭、大蓟炭各三钱，鲜生地、大生地各三钱，白茅根四钱，仙鹤草三钱，阿胶珠四钱，东白薇二钱，糯稻根三钱，浮小麦八钱，佩兰叶三钱，香稻芽五钱，花旗参原皮钱半，焦远志三钱，化橘红钱，苦桔梗钱半，玫瑰花、代代花各钱半，黛蛤散三钱、海浮石三钱

（同布包），半夏曲二钱、枇杷叶二钱（去毛，同布包）。

二诊：前方连服三剂，咯血已止，咳嗽不多，午后热亦略降，饮食稍增，精神较好。

炙百部钱半，炙百合三钱，炙白前、炙紫菀各钱半，南沙参、北沙参各二钱，川贝母、象贝母各二钱，地骨皮二钱，生鳖甲五钱，东白薇二钱，糯稻根三钱，鲜生地、鲜茅根各五钱，海浮石三钱、黛蛤散三钱（同布包），半夏曲二钱、枇杷叶二钱（去毛，同布包），生龙齿、生牡蛎各五钱（同布包），浮小麦八钱，生内金三钱，香稻芽五钱，柏子仁三钱，焦远志三钱，花旗参钱半。

三诊：热降，咳减，痰稀，汗止，均为佳象，拟用丸方除根。

冬虫夏草五钱，肥玉竹两，生龙齿两，白前五钱，西瓜子仁两，冬瓜子两，生牡蛎两，紫菀五钱，米炒天冬两，陈阿胶两，燕菜根五钱，百部五钱，南北沙参各两，川贝母两，生鳖甲两，百合两，清制半夏两，黛蛤散两，海浮石两，茅根两，原皮洋参两，焦远志两，真獭肝两，生地两，土炒於术两，白杏仁两，化橘红五钱，炙草五钱。

上药共研细末，炼蜜丸如小梧桐子大，每日早晚各服三钱，白开水送。（《施今墨医案·内科病案》）

张男，五十三岁。

1950年以来，体力逐渐不支，消瘦无力，易于疲倦，常患感冒，咽痛，偶有咳嗽，重则感觉胸痛，下午烦躁，胃纳日减。1959年底即无力工作，乃于1960年来京就医于阜外医院，诊断为右上结核瘤、右侧结核性胸膜炎、喉炎（早期结核所致），给链霉素、异烟肼及去氢考的松治疗。三个月后复查，胸水基本吸收，其他无改变，以体力关系未考虑手术，仍继续注射链霉素，口服异烟肼，旋即回内蒙古自治区海拉尔市人民医院就诊，随后转回工作地扎兰屯结核病院治疗，先后休息一年多，透视照像复查五次，诊断为右上结核瘤、右下胸膜变化兼两下肺气肿，服异烟肼迄未间断。患者于1961年9月来京就诊，现症消瘦，面色无华，形神委顿，咳嗽气短，食欲不振，夜间偶有盗汗现象，二便如常，舌苔微黄，脉象沉细。

西洋参二钱（另炖浓汁，兑服），冬瓜子五钱（打），北沙参三钱，甜瓜子五钱，旋覆花钱半、海浮石三钱（同布包），干薤白二钱，苦桔梗钱半，赤白芍各二钱、柴胡钱半（同炒），青橘叶三钱，炙百部二钱，云苓块三钱，紫丹参四钱，苡仁米五钱，清半夏二钱，焦远志钱半，鸡内金三钱，炙甘草钱半，三七粉钱（分二次，随药送服）。

二诊：汤药共服五剂，症状无大改变，病属慢性，图治勿急，拟用丸药，并继续服用异烟肼，双管齐下。

田三七两，炙百部两，左牡蛎两，白及面二两，杭白芍两，青橘叶两，北柴胡五钱，苦桔梗五钱，南红花钱，干薤白两，炒香附两，云苓块两，炙黄芪二两，制乳香两，紫河车两，紫丹参两，制没药两，北沙参两，炒白术两，炙甘草两。共研细面，蜜丸重二钱，早晚各服一丸，白开水送服。

三诊：服完丸药后已三月余，自觉症状有好转，食欲转佳，体力较强，不似以前委顿不堪，胸痛及下午烦躁均见减轻，脉由沉细转为升起且甚悠扬，再拟丸方继进。

西洋参两，磁朱丸两，瓦楞子两，野党参两，云苓块两，海浮石两，三七面两，炒白术两，炙紫菀两，白及面二两，清半夏两，炙百部两，炒远志两，化橘红两，左牡蛎两，柏子仁二两，炒枳壳两，杭白芍两，苦桔梗两，干薤白两，紫河车两，炙甘草两。共为细面，蜜丸，每丸重三钱，每日早晚各服一丸，白开水

送下。(《施今墨医案·内科病案》)

◆ **心悸（胸闷）**

邓女，四十一岁。

原患风湿性心脏病二尖瓣闭锁不全，经常心跳，气短，过劳即胸闷气促，三日前发热，心跳殊甚，气促呼吸困难，经医院检查为心内膜炎症。舌质红、苔薄白，脉细数时有间歇。

大生地三钱，银柴胡钱半，白茅根四钱，鲜生地三钱，赤白芍各二钱，黑芥穗二钱，炒丹皮二钱，炒丹参二钱，柏子仁三钱，生鳖甲三钱，北沙参三钱，炒远志三钱，嫩青蒿钱半，阿胶珠三钱，龙眼肉三钱，炙甘草钱。

二诊：前方服二剂，热稍退，心跳较前好，然效果并不显著，拟前方加力。

银柴胡钱半，朱茯神三钱，生熟地二钱，赤白芍三钱，朱寸冬三钱，酒黄连钱，炒丹皮二钱，生鳖甲三钱，炒丹参二钱，酒川芎钱，生龟甲三钱，春砂仁钱，炒远志三钱，阿胶珠三钱，柏子仁三钱，野百合三钱，炙甘草钱。

三诊：服药三剂，发热退，心跳缓和平稳，气促见好，唯心烦，睡不安。

前方加生龙齿三钱，生牡蛎三钱，秫米四钱、磁朱丸二钱（同布包）。(《施今墨医案·内科病案》)

宫女，四十三岁。

经协和医院检查为风湿性心脏病，曾患风湿性关节炎，现在关节已不疼痛，颜面浮肿，心跳为甚，气短胸闷，时吐白黏痰，小便少，大便干，舌苔白腻，脉细滑。

冬瓜子四钱，车前草四钱，南沙参二钱，冬葵子四钱，旱莲草三钱，北沙参二钱，薤白二钱，莱菔子二钱，大腹子二钱，全瓜蒌七枚，莱菔英三钱，大腹皮三钱，川郁金二钱，炒远志三钱，炒枳壳钱半，白杏仁二钱，苦桔梗钱半，炙草梢钱半。

二诊：服药五剂，小便增多，颜面浮肿见消，胸闷较好，痰涎减少，仍遵前法增加药力。

杭白芍三钱，苏桔梗各钱半，青皮炭钱半，醋柴胡钱半，广皮炭钱半，炒远志三钱，茯苓神各三钱，莱菔子三钱，炒枳壳钱半，川郁金三钱，莱菔英三钱，柏子仁三钱，冬瓜子四钱，冬葵子四钱，炙草梢钱半，青砂仁钱，车前草三钱，豆蔻仁钱，旱莲草三钱。

三诊：服药四剂，诸症均见减轻，唯心跳仍甚，拟健脾利湿、行气通络法。

米党参三钱，杭白芍三钱，莱菔子三钱，茯苓神各三钱，醋柴胡钱半，莱菔子三钱，野於术二钱，紫油朴钱半，炒远志三钱，冬瓜子八钱，苦桔梗钱半，炒枳壳钱半，炙草梢钱半。（《施今墨医案·内科病案》）

李女，三十七岁。

素有心脏病，屡经医院及针灸医治，时轻时重，病历年余。近来颜面及周身均见浮肿，心跳过速，90～100次/分。胸闷气短而喘，小便少，大便溏泻每日五六次，全身窜痛，舌质红，苔白腻，脉沉弱。颜面四肢浮肿按之凹陷。

赤茯苓四钱，淡猪苓三钱，川桂枝钱，赤小豆四钱，杭白芍三钱，炒泽泻三钱，野於术二钱，米党参三钱，冬瓜子四钱，旱莲草三钱，北沙参三钱，冬葵子四钱，车前草三钱，炒远志三钱，白苡仁四钱，白杏仁三钱，苦桔梗钱半，炙草梢钱。

二诊：服药二剂，症状减轻，遂又再服四剂。现症：大便一日二三次，已非溏泻，小便增多，周身浮肿见消，窜痛亦见好，心悸气短亦减轻，希予常服方以便返乡休养。

川桂枝钱，白术炭二钱，川杜仲三钱，杭白芍三钱，白苡仁四钱，川续断三钱，苍术炭二钱，白杏仁二钱，炒远志三钱，旱莲草三钱，冬瓜子四钱，紫厚朴钱半，车前草三钱，冬葵子四钱，苦桔梗钱半，云茯苓三钱，云茯神三钱，炙草梢钱。（《施今墨医案·内科病案》）

刘男，六十四岁。

久患心跳气短，行动即喘，去岁冬季发现足肿，经医院检查，诊断为心功能不全，左心室扩大。治疗后足肿消退，本年二月又现浮肿，迄今已五月，浮肿由足至腿，渐及腹部，胀满不适，腹围增大，小便短赤，大便数日一行，舌苔白，脉沉实。

大腹皮三钱，蓬莪术二钱，京三棱二钱，大腹子三钱，广木香钱，嫩桂枝钱半，猪茯苓三钱，福泽泻三钱，紫油朴钱半，云茯苓三钱，野於术二钱，车前草三钱，车前子三钱（包），冬瓜子四钱，冬葵子四钱，甘草梢钱，黑白丑各钱（研细面，分二次冲服）。

二诊：服三剂小便增多，腹胀稍消，大便日行二三次，溏泻而不畅。

前方加青陈皮各钱半，再服三剂。

三诊：前方又服三剂，大便溏，小便多，腹部舒适，睡眠好，食欲增，再按原方服六剂。

四诊：服药六日，肿胀大减，大小便均甚通畅。

上方去二丑，剂量加一倍为蜜丸，每丸重三钱，早晚各一丸，白开水送服。晚间加服桂附八味丸一丸。（《施今墨医案·内科病案》）

刘女，三十二岁。

1951 年、1952 年流产两次，出血甚多，此后即感心跳，气短，头晕，烦躁，睡眠不宁，食不知味，大便溏，手足心热，时自汗，脑力劳动较强，近感记忆减退，健忘，乏力，现已停止工作休养，面色苍白，贫血，舌质淡，脉沉微。

赤白芍各二钱，醋柴胡钱半，生牡蛎四钱、生龙骨四钱（同布包，先煎），紫贝齿三钱、紫石英三钱（同布包，先煎），桑寄生五钱，云茯苓三钱，苍术炭二钱，桑枝五钱，云茯神三钱，白术炭二钱，鹿角胶二钱（另烊兑服），紫厚朴钱半，炒远志三钱，代代花钱半，玫瑰花钱半，炙甘草钱。

二诊：服药六剂，精神好转，大便次数减少，食欲渐增，但心跳气短，睡不安稳如旧且现周身窜痛。仍本前法增加药力。

前方加米炒党参三钱，焦薏仁八钱，血余炭三钱，去代代花、玫瑰花、紫石英、紫贝齿。

三诊：服前方八剂，睡眠较好，心跳、气短均见减轻，大便次数减少，已不甚溏，自汗止。患者拟回乡疗养，汤药不便，改为丸方常服，独取脾肾以补先后天之不足，兼理经血。

别直参两，生熟地各两（酒炒），醋柴胡五钱，炒远志两，野於术两，酒当归两，生龙骨两，川厚朴五钱，朱茯苓两，紫河车两，生牡蛎两，陈广皮五钱，川附片两，鹿角胶两，五味子五钱，酒川芎五钱，淡干姜五钱，陈阿胶两，益智仁五钱，怀山药二两，酒杭芍两，炙甘草两，砂仁壳五钱，焙内金两。共研细末，溶化二胶，再加炼蜜二斤合为丸，如小梧桐子大。每日早晚各服三钱，白开水送。

四诊：服丸药七十日，效果甚好，食睡都已正常，精神充沛，健忘也好转，阅读不能持久，大便间或溏泻，不能多食油腻。丸

药既已显效，不需更改，再配一料半可服百日，以冀痊可。(《施今墨医案·内科病案》)

罗男，三十七岁。

胸闷心悸已有两年，自恃体质素强，迄未医治，近月来症状加重，心悸气短，胸闷而痛，头晕目眩，不能劳累，影响工作。舌苔正常，脉象沉弦。

米党参二钱，鹿角胶二钱（另烊兑），炒远志三钱，广郁金三钱，全瓜蒌四钱，白蒺藜三钱，薤白头三钱，代赭石三钱、旋覆花二钱（同布包），节菖蒲二钱，东白薇二钱，沙蒺藜三钱，米党参五钱，炙甘草两。

二诊：服药四剂，诸症均有所减，拟回家乡调治，希予丸方常服。

沙苑子两，鹿角胶两，夏枯草两，双钩藤两，广郁金两，炒远志两，米党参两，龙眼肉两，酸枣仁两，甘枸杞两，炙甘草两，白蒺藜二两，苦桔梗两，左牡蛎两，节菖蒲两，石决明二两，川续断两，干薤白两，川杜仲两，山慈菇两，东白薇两。

共研细末，蜜丸如小梧桐子大。每日早晚各服三钱。(《施今墨医案·内科病案》)

钟女，五十岁。

关节疼痛，已患十年，心跳气短，足跗浮肿，屡经求医，均诊断为慢性风湿性心脏病，近数月来视物模糊，睡不实，头常晕，舌苔正常，脉细软。

鹿角胶三钱（另烊化），炒远志三钱，酸枣仁四钱，柏子仁三钱，白蒺藜二钱，密蒙花三钱，节菖蒲二钱，炒桑枝七钱，磁朱丸二钱（包煎），北秫米四钱，沙蒺藜二钱，川杜仲三钱，川续断三钱，桑寄生七钱，谷精草三钱。

二诊：服药十剂，心跳、气短、头晕、跗肿均甚减轻，视物不清如旧，拟用丸剂缓图。

鹿角胶两，大生地两，柏子仁两，陈阿胶两，大熟地两，龙眼肉两，紫河车两，制首乌两，朱茯神两，原寸冬两，酒川芎五钱，白蒺藜两，炒远志两，沙苑子两，石决明二两，节菖蒲五钱，黄菊花两，密蒙花两，谷精草两，磁朱丸两，酸枣仁两。共研细末，炼蜜为丸，如小梧桐子大。每日早晚各服三钱，白开水送。

三诊：服丸药月余，即将服完，经过情况良好，诸症均减。现症：头时晕，多动则心跳气促，晚间看书时间长则感眼力疲劳。

再按原方配丸一料，以资巩固。（《施今墨医案·内科病案》）

◆ **胸痹**

符女，五十岁。

患心绞痛多年，屡经医治，只能缓解一时，病根难除，两年前曾大痛一次，情况严重，入院治疗数月。近年来经常心绞痛发作，发作时脉缓慢，每分钟不足六十至。血压波动，一度增高至180/130毫米汞柱，现时110/70毫米汞柱。症状头晕，气短，胸闷，心烦，不能起床只能睡卧，食欲、睡眠及二便尚属正常。一年前断经。舌质绛，脉细弱。

紫丹参七钱，干薤白二钱，炒远志二钱，柏子仁四钱，五味子钱半（打），全瓜蒌五钱（打），朱茯神四钱，台党参三钱，醋柴胡钱，寸麦冬二钱，卧蛋草二钱，杭白芍三钱，炒枳壳钱半，炙甘草钱。

二诊：药服四剂，已能起床且可出门散步十五分钟，每日散步二三次，心绞痛未发作，胸闷气短较好，仍觉心烦，遵前法加药力。

干薤白三钱，龙眼肉二钱，紫贝齿四钱、紫石英四钱（同布包），柏子仁三钱，苦桔梗钱半，醋柴胡钱，炒远志二钱，熟枣仁三钱，杭白芍三钱，紫丹参七钱，炒枳壳钱半，炙甘草钱，台党参三钱，血琥珀、三七各七分（共研细末分装胶囊，随药分二次送服）。

三诊：前方隔日一服，已尽三剂，诸症均大减轻，改用丸方图治。

田三七二两，醋柴胡两，春砂仁五钱，紫丹参二两，全当归两，陈广皮五钱，血琥珀二两，杭白芍二两，炒远志两，朱茯神二两，柏子仁二两，五味子两，寸麦冬两，台党参二两，卧蛋草二两，酒川芎两，大生地二两，炙甘草二两，炒枳壳五钱，苦桔梗五钱。

共研细末，龙眼肉一斤煎浓汁去渣合为小丸。每日早晚各服二钱，白开水送。（《施今墨医案·内科病案》）

◆ **不寐**

陈男，六十六岁。

患糖尿病十五年，时轻时重。近五六年来患失眠，赖服安眠药始能入睡。最近服安眠药亦无济于事，症现心跳，气短头晕，失眠，纳差，脉象来去少神。舌淡暗。

生龙骨三钱（打，先煎），生牡蛎三钱（打，先煎），野百合四钱，朱茯神三钱，大生地三钱，生黄芪两，朱寸冬三钱，鲜生地三钱，怀山药六钱，酸枣仁四钱，五味子二钱，黄野於术三钱，生栀仁三钱，炒远志三钱，白蒺藜四钱。（《施今墨医案·内科病案》）

白女，五十岁。

平素思虑过度，失眠，心跳，头晕而痛，饮食无味，善惊，喜怒，均为神经衰弱之现象也，拟安脑神、强心脏、调胃肠、养血液法。

磁朱丸三钱、紫石英五钱（同包），北秫米（布包）三钱，清半夏三钱，朱茯神三钱，焦远志三钱，花旗参钱半，广皮炭三钱，枳实炭钱半，首乌藤五钱，白蒺藜五钱，姜竹茹二钱，酒川芎钱半，明天麻钱半，生熟地各三钱、砂仁钱半（同捣），当归身二钱，奎白芍三钱，炙甘草五分。

二诊：前方连服二剂，稍能入睡，惊悸又醒，饮食略佳，头脑较前感觉清快，拟再进前法。

磁朱丸四钱、秫米三钱（同包），首乌藤五钱，大生地、大熟地各三钱，白蒺藜五钱，清半夏三钱，花旗参钱半，当归身二钱，真川连钱，陈阿胶三钱，奎白芍三钱，明天麻钱半，酒川芎钱半，明玳瑁三钱，焦远志三钱，朱茯神三钱，鸡子黄三钱（分二次兑服）。

三诊：前方连服四剂，已能安眠五六小时，且亦无乱梦之扰，头部痛晕大减，仍拟前法，促其速效。

磁朱丸四钱、秫米三钱（同包），酸枣仁四钱（生炒各半），野百合四钱，明玳瑁四钱，夜合花三钱，白蒺藜四钱，清半夏三钱，真川连钱半，东白薇钱半，阿胶珠三钱，朱茯神三钱，焦远志三钱，花旗参钱半，厚朴花、代代花各钱半，香稻芽五钱，生鸡子黄二枚（分二次兑服）。

四诊：前方连服四剂，睡眠甚佳，头部已不疼痛，心跳气促之症亦减，饮食有味但不敢多食，恐消化力尚不足也，拟用丸剂常服除根。

每日早服天麻丸钱半，下午服加味保和丸二钱，夜临卧服天王补心丹一丸。均用白开水送，共服一月。（《施今墨医案·内科病案》）

王女，三十九岁。

病已二月余，午后头面及周身均感发热，有时夜晚亦觉烧热，不出汗，头晕而疼。心跳气短，夜不安寐，必服安眠药始能入睡。经同仁医院检查血压150/85毫米汞柱。诊为神衰。舌质红，薄有苔，脉细数。

生龙骨四钱，生鳖甲三钱，生牡蛎四钱，生龟板三钱，旋覆花二钱、代赭石三钱（同布包），草决明三钱，沙蒺藜三钱，朱寸冬三钱，石决明七钱，白蒺藜三钱，朱茯神三钱，东白薇二钱，炒远志三钱，地骨皮三钱，酒生地三钱，鹿角胶二钱（先烊兑服）。

二诊：前方连服十五剂，效果显著，发热亦轻，不服安眠药也可入睡，精神好转，头晕、心跳均减轻，但觉心中有时冒凉气，消化力不强。虚热已解，阳气不足，拟用桂枝龙骨牡蛎汤合四君子汤主治。

川桂枝钱，杭白芍三钱，台党参二钱，生龙骨四钱，草决明三钱，云茯苓三钱，生牡蛎四钱，石决明七钱，云茯神三钱，冬白术二钱，炒远志三钱，酒当归三钱，柏子仁三钱，东白薇二钱，卧蛋草三钱，炙甘草钱，鹿角胶二钱（另烊兑服），鲜生姜七分，大红枣二枚。

三诊：前方共服十剂，睡眠饮食均已正常，多动尚觉心跳气短。诸恙均已恢复正常，拟改服丸剂以资巩固。

按二诊处方将剂量加两倍，配作蜜丸，每丸重三钱，早晚各一丸，白开水服。（《施今墨医案·内科病案》）

刘女，三十四岁。

十年前精神曾受巨大刺激，此后即经常感觉头晕、心跳，睡眠也逐渐不正常。屡经中西医治疗，时轻时重，迄未解决。去年参加三反运动，工作极为紧张，夜以继日，很少休息，竟然大病，卧床七个月，头晕、心跳日益加重，甚至彻夜不寐，西医检查为极度神经衰弱。1952年5月入同仁医院作睡眠疗法，亦未见效，每日非服安眠药不可，以后又现面部浮肿，食欲不振。复经中西医治疗，头晕、心跳有所好转，失眠之症仍未见效。极倦思睡，稍一闭目即惊跳而醒，多疑多虑，心神不安，痛苦万分。希望首先解决睡眠问题。颜面浮肿，神色萎靡，舌苔薄黄，脉现虚大微数。

生龙骨五钱，生牡蛎五钱，炒远志三钱，白蒺藜四钱，代赭石三钱、旋覆花二钱（同布包），朱茯神三钱，北秫米四钱、磁朱丸三钱（同布包），紫石英五钱，酸枣仁四钱（生炒各半），东白薇二钱，朱寸冬三钱，紫贝齿五钱，酒当归二钱，野百合四钱，夜交藤五钱，鹿角胶二钱（另烊兑服）。

二诊：服药六剂，不服安眠药也能入睡，但睡甚少，乱梦繁多，且极易醒，动作时感觉心跳气短，浮肿已稍见好，自觉口干，大便燥。此为虚火之象，前法已生效力，再加清热之品以平心火。

前方去旋覆花、代赭石、鹿角胶，加鲜生地三钱，清半夏二钱，柏子仁三钱，鲜石斛三钱，生栀仁二钱。

三诊：前方共服八剂，颜面浮肿渐消，睡眠每夜能达四小时，惟仍乱梦纷纭，醒来慵倦，心跳头晕，烦躁不安。

前方去紫石英、紫贝齿，加酒川连钱，淡竹茹三钱，夜合花三钱。

四诊：服药十剂，每晚能睡五六小时，梦多惊悸，心跳头晕。

秫米三钱，半夏三钱，浮小麦两，大枣十枚，甘草三钱，生龙牡各两，黄连钱，黄芩三钱，酸枣仁五钱，白芍三钱，寸冬三钱，朱茯神三钱，远志三钱，鸡子黄二枚（冲）。

五诊：服前方甚效，浮肿已消，睡眠渐趋正常，乱梦已除。头晕见轻，心跳惊悸均减。因工作关系，四个月未来就诊，前方已进数十剂，久服汤药不便，希改丸方。

按四诊处方，去鸡子黄，将剂量加两倍，共为细末，炼蜜为丸，每丸重三钱，早晚各一丸，白开水服。（《施今墨医案·内科病案》）

陈女，六十五岁。

近年来头时昏晕，耳鸣心跳，睡眠不佳，经西医检查诊断为神经衰弱，年事已高，未予重视，最近一个月症状有所发展，且现周身窜痛，饮食二便尚属正常。

嫩桑枝五钱，节菖蒲二钱，旋覆花二钱、新绛二钱（同布包），桑寄生五钱，炒远志二钱，鹿角胶二钱（另烊兑服），酒地龙二钱，功劳叶四钱，金毛脊五钱，片姜黄二钱，蝉退衣钱半。

二诊：服药四剂，窜痛见好，头晕耳鸣依然，仍遵前法，增加药力。

柏子仁三钱，炒远志三钱，节菖蒲钱半，虎骨胶二钱，金狗脊五钱，功劳叶四钱，豨莶草四钱，嫩桑枝五钱，桑寄生五钱，千年健三钱，盐地龙三钱，宣木瓜二钱，蝉退衣钱半。

三诊：前方服七剂，诸证均减，来询是否再诊，复嘱再服三剂，共服十剂，始来就诊。周身窜痛大为减轻，但觉四肢无力。头晕、耳鸣、心跳亦均见好，睡眠已达六七小时，惟心烦口苦，小便黄，要求配丸剂服用。除照前法巩固疗效外，再加清热之品。

真虎骨二两，鹿角胶两，陈阿胶两，炒远志两，节菖蒲五钱，女贞子两，青龙齿两，金狗脊两，功劳叶两，酒生地两，酒杭芍两，全当归两，黄菊花两，龙胆草五钱，蝉退衣五钱，炙甘草五钱，柏子仁两，紫贝齿两，酒川芎五钱，胡黄连五钱，旱莲草两。

先将虎骨炙酥另研，鹿胶、阿胶烊化，其余药物共研细末，再将虎骨、鹿胶、阿胶兑入，蜜丸如小梧桐子大。每日早晚各服三钱，白开水送。本方可服两个月。(《施今墨医案·内科病案》)

郜女，三十九岁。

素患月经不调，经期提前，血块甚多，腰疫腹胀。近两月来，由于家庭问题，郁闷不舒，烦躁易怒，以致失眠，有时入睡易醒，有时彻夜不眠，有时虽能安卧而乱梦极多，醒来仍甚疲倦，饮食无味，二便尚属正常，六脉弦，左关独盛。

醋柴胡钱半，杭白芍三钱，全当归三钱，生熟地各三钱，春砂仁钱半，炒白术钱半，朱茯神三钱，川杜仲三钱，酒川芎钱半，朱寸冬三钱，川续断三钱，祁艾叶钱半，阿胶珠三钱，磁朱丸二钱、北秫米三钱（同布包），炙甘草钱。

二诊：前方服七剂，腹胀腰疼均减轻，睡眠大为好转，连日均能睡七八小时，梦也不多，感觉全身舒畅，月经届期未至，近日离京返乡，要求调经常方。

醋柴胡钱半，壳砂仁钱半，杭白芍三钱，酒川芎钱半，朱茯神三钱，沙蒺藜三钱，祁艾叶钱半，朱寸冬三钱，白蒺藜三钱，生熟地各三钱，酒当归三钱，阿胶珠三钱，酒元胡钱半，鸡血藤三钱，炒远志钱半，益母草三钱，月季花二钱，代代花二钱，炙甘草钱。每届经前一周服六剂。

二月后，患者来信云，两次经前均服此方，血块甚少，经行亦畅，别无他症，询问是否仍再服用，函复停汤药，以玉液金丹巩固疗效。(《施今墨医案·内科病案》)

刘男，四十三岁。

解放战争时期，曾受重伤，因出血过多，输血多次，复经长期疗养，体力稍强，而贫血现象仍然存在。在疗养院检查血液，红细胞370万/毫升，白细胞4000万/毫升，血色素11.4克。患失眠三年余，不服安眠药即难入睡。近数月来，大便经常溏泻，食欲不佳，腹胀嗳气，头晕而痛，四肢痠麻，仍赖安眠药以入睡，白日头脑晕沉不清，极易烦急发怒。苔白质暗，脉沉弱。

米党参三钱，炙黄芪四钱，磁朱丸二钱、北秫米四钱（同布包），酒当归三钱，酒柴胡钱，杭白芍三钱，云茯苓三钱，苍术炭三钱，生地炭三钱，云茯神三钱，白术炭三钱，熟地炭三钱，酒川芎钱半，清半夏三钱，白薏仁六钱，陈皮炭二钱，炙甘草钱。

二诊：前方共服十二剂，大便已好转，但仍不成形，食欲较前为佳，每晚能睡六小时。服至十剂时，不用安眠药亦能入睡，急躁见好，惟觉中气不足，四肢仍甚痠麻。前方既效，以补中益气汤合桂枝龙骨牡蛎汤治之。

米党参三钱，炙黄芪四钱，血余炭三钱、禹余粮三钱（同布包），酒当归三钱，绿升麻五分，淮山药两，川桂枝钱半，苍术炭三钱，云茯苓三钱，酒柴胡钱半，白术炭三钱，云茯神三钱，杭白芍三钱，白薏仁六钱，炙甘草钱，生龙骨四钱，生牡蛎四钱。

三诊：服药十剂，诸证均有所减轻，胀满未除，原方加紫油朴钱半。

四诊：服药十二剂，睡眠甚好，胀满减轻，食欲转佳，大便仍不成形，前方加赤石脂、白石脂各三钱。

五诊：又服药十二剂，检查血液，红细胞420万/毫升，白细胞5200万/毫升，血色素12克，食睡均较前见好，四肢仍酸麻，大便已趋正常。

原方去赤石脂、白石脂，加桑枝六钱，桑寄生六钱。

六诊：前方服七剂，诸恙均已见好，全身感觉舒适。睡眠亦已大为好转，但不能多用脑力，过劳时仍现烦躁，尚须服药巩固。

酒柴胡钱半，杭白芍三钱，磁朱丸六钱、北秫米四钱（同布包），生龙骨四钱，沙蒺藜三钱，云茯苓三钱，生牡蛎四钱，白蒺藜三钱，云茯神三钱，清半夏二钱，炒远志钱半，酒川芎钱半，节菖蒲二钱，紫油朴钱半，炙甘草二钱，草决明三钱，石决明六钱。（《施今墨医案·内科病案》）

沙男，四十七岁。

十七年前，由于工作紧张，不休不眠，连续数日，以致头晕而胀，体力不支，但未曾正规治疗。经常睡眠不好，不能多劳，工作繁多时更难入睡。解放后一度全休疗养，症状逐渐减轻，恢复工作后诸证又复加重。最近八个月来，由于工作繁重，用脑过多，失眠严重，每夜最多能睡三小时左右，噩梦纷纭，时时惊醒，精神也觉不振，心情郁郁，焦急不安，食欲亦日渐减退。二便如常，舌苔黄，六脉虚数。

炒枣仁三钱，云茯苓三钱，白蒺藜三钱，生枣仁三钱，云茯神三钱，炒远志三钱，肥知母二钱，酒川芎钱半，清半夏三钱，北秫米三钱、磁朱丸二钱（同布包），生牡蛎四钱、生龙骨四钱（同布包），紫贝齿三钱，紫石英三钱（布包），东白薇二钱，炙甘草钱，鹿角胶三钱（另烊化兑服），血琥珀末钱（分二次冲）。

二诊：前方服二十剂，睡眠时间较长，虽有梦，但非噩梦，惊怕之感大减，头晕痛和耳鸣减轻，情绪稍好。但觉郁闷不快，食不甘味，再宗前法治之。

酒黄芩二钱，朱茯神三钱，厚朴花钱半，酒黄连钱，朱寸冬三钱，玫瑰花钱半，夏枯草二钱，酒川芎钱半，东白薇二钱，白蒺藜四钱，川郁金三钱，节菖蒲二钱，炒远志三钱，柏子仁三钱，蝉退衣钱半，佩兰叶三钱，鸡内金三钱，陈阿胶三钱（另烊兑）。

三诊：服药二十剂，已能安睡如常，梦已极少，精神甚好，头脑清爽，但不能多用脑，时感头晕痛，思想不易集中，消化力仍欠佳。

生牡蛎四钱、生龙骨四钱（同布包），节菖蒲二钱，紫贝齿三钱、紫石英三钱（同布包），云茯苓三钱，厚朴花钱半，谷麦芽各三钱，云茯神三钱，玫瑰花钱半，炒远志三钱，东白薇二钱，白蒺藜三钱，酒川芎钱半，漂白术二钱，川郁金三钱，佩兰叶三钱，炒枳实钱半。

四诊：前方又服二十剂，一切均好，精神旺健，已不郁闷，近来晚间看文件感觉视力差，不能过劳，拟用丸方巩固疗效。

每日早服柏子养心丸三钱，午服人参归脾丸二钱，晚服石斛夜光丸二钱，服用一个月。（《施今墨医案·内科病案》）

朱男，四十二岁。

久患失眠，极不耐劳，头晕头痛，记忆力减退。患胃病亦有年余，食欲不振，消化不良，恶心口干，在铁路医院检查为神经官能症。血压80/60毫米汞柱，指下不满，按时且见滞涩。

厚朴花钱半，玫瑰花钱半，半夏曲二钱，建神曲二钱，砂仁壳钱半，豆蔻壳钱半，朱茯神三钱，朱寸冬三钱，炒枳壳钱半，炒远志二钱，生枣仁三钱，熟枣仁三钱，白蒺藜三钱，东白薇二钱，金石斛三钱，鲜石斛三钱，漂白术钱半。

二诊：服药十剂，纳食消化均见好转，已不恶心，睡眠比前好转。但仍体倦神疲，头时晕痛。拟调气血，和脾胃，补肾强心法。

野党参三钱，酒川芎钱半，炙黄芪五钱，焙内金三钱，生牡蛎四钱、生龙骨四钱（同布包，先煎），漂白术二钱，厚朴花钱半，玫瑰花钱半，白蒺藜三钱，酒当归二钱，炒枳壳钱半，鹿角胶三钱（另烊兑服）。

三诊：前方连服二十剂，诸症均有好转，睡眠较前安稳，精神日益旺健。因公出差四个月未能服药，前症又有复现之势。头晕痛，腰痠楚，自觉思想不易集中，睡眠亦较前差，纳食不佳，消化力弱，仍遵原法加重补肾药力治之。

川桂枝二钱，杭白芍四钱，朱茯神三钱，朱寸冬三钱，生牡蛎四钱、生龙骨四钱（同布包，先煎），酒川芎钱半，川续断三钱，川杜仲三钱，白蒺藜二钱，淡苁蓉六钱，山萸肉四钱，香白芷钱半，焙内金三钱，炒枳实二钱，炙草节二钱，沙蒺藜三钱，漂白术三钱。

四诊：服药十剂，纳食渐佳，消化也好转，大便每日一次，头仍晕痛，腰背痠楚，血压88/66毫米汞柱，守原法治之。

野党参三钱，炙黄芪六钱，云茯神三钱，云茯苓二钱，川桂枝钱半，漂白术三钱，酒当归四钱，肉苁蓉六钱，杭白芍三钱，金狗脊五钱，炙草节二钱，川杜仲三钱，酒川芎钱半，川续断三钱。

五诊：服前方十剂，诸症减轻，但读书时间稍久，仍觉头晕，睡眠可达六七小时，亦较前安稳，饮食二便均甚正常。血压100/70毫米汞柱，血压有恢复正常之势。症状亦见减轻。

拟将上方将剂量加一倍，配为蜜丸，每丸重三钱，早晚各一丸，白开水送服。（《施今墨医案·内科病案》）

◆ **神昏**

桂男，三十岁。

1955 年 11 月 14 日因煤气中毒入院，当时昏迷不醒，脉搏几不能触及，情势危急，进行抢救。又经大量输血，生命虽已挽回，但神识迄未清醒。二目呆直，呼唤不应，牙关紧闭，两手拳握，全身僵直。汗出甚多，有时四肢震颤痉挛，然手足尚温，饮食全赖鼻饲，体温忽升忽降，高至三十九度五，低至三十七度，二便失禁。会诊时入院已二十八日，是时医院除静脉滴注葡萄糖、生理盐水外，未用其他西药治疗，舌苔因口紧闭未能见，脉搏来去迟数不匀，乍大乍小。

莸蔚子二钱，石菖蒲二钱，西洋参二钱（另炖兑入）。

将上药煎得后另加西牛黄粉一分，元寸香粉一分，安宫牛黄丸一丸，调匀，鼻饲。

二诊：前方连用二日，两目呆直稍见活动，呼唤时已有反应，出汗减少，体温降至三十七度五，且趋稳定。六脉缓而无力。

炙黄芪两，酒当归两，节菖蒲二两，酒川芎钱半，莸蔚子三钱，西洋参钱半（研末冲），煎浓汁化安宫牛黄丸一丸，鼻饲。

三诊：前方连服六剂，体温正常而稳定，神志转清醒，不用鼻饲，已能口服流食，听觉视觉均见好转，有时表现憋气状，心跳又显快速，四肢仍不能活动。大便干，舌苔垢腻淡黄，六脉数软。拟活血、通络、润便法为治。

酒当归二钱，酒川芎钱半，莸蔚子二钱，节菖蒲二钱，炒远志三钱，炒枳实二钱，左秦艽二钱，朝鲜参钱半（另炖兑服），煎浓汁送十香返魂丹一丸。

四诊：服四剂，神识更见清醒。询问症状，虽不能答对，但有反应。肢体渐能活动。予以软食，咽下正常。大便干燥。有时尚现痉挛现象，舌苔垢腻而黄，脉数微滑。

生蒲黄三钱，茺蔚子二钱，酒川芎钱半，西红花钱半，当归尾二钱，制蝎尾钱，桃杏仁各二钱，川桂枝钱，赤白芍各二钱，北柴胡钱，嫩桑枝七钱，桑寄生七钱，双钩藤钱，盐地龙三钱，左秦艽二钱，怀牛膝四钱，炒远志三钱，节菖蒲三钱，当归龙荟丸三钱（包煎）。

五诊：服药十剂，大便已通，神识清楚，但语言尚不能随意，仍时有痉挛现象。舌苔黄厚，脉软无力。

龙胆草二钱，茺蔚子三钱，鳖甲五钱，节菖蒲三钱，山楂炭三钱，蝎尾钱，炙黄芪八钱，酒川芎钱半，党参三钱，油当归四钱，炒建曲三钱，麻仁五钱，桃杏仁各二钱，炒枳壳钱半，蒲黄三钱，炒枳实钱半。

六诊：前方服六剂，情况大见好转，不仅语言自如，且能歌唱"东方红"。神情举止容易激动，有时剧烈抽搐一阵，汗出仍多，舌苔薄黄，六脉虚数。

云茯苓二钱，生牡蛎五钱，生龙骨五钱（同打，布包先煎），紫贝齿三钱，紫石英三钱（同打，布包先煎），云茯神二钱，双钩藤五钱，节菖蒲三钱，酒地龙三钱，制蝎尾钱半，川桂枝钱，杭白芍三钱，酒川芎钱半，北柴胡钱，炒远志三钱，东白薇二钱，首乌藤八钱，炙甘草三钱，鹿角胶三钱（另烊兑服）。

七诊：服药三剂，痉挛仍未停止，病情平稳，舌苔正常，六脉软微数。

节菖蒲三钱，生牡蛎五钱，生龙骨五钱（同打，布包先煎），紫贝齿三钱，紫石英三钱（同打，布包先煎），杭白芍三钱，双钩藤五钱，制蝎尾钱，酒川芎钱半，炒远志三钱，酒当归三钱，炙甘草三钱，鹿角胶三钱（另烊兑服），朝鲜参二钱（另炖兑服），大蜈蚣三条。

八诊：服六剂，情况良好，神识清楚，痉挛未作，惟觉体软无力，心跳，睡眠不安，食不甘味，舌苔正常，六脉微数而软。再拟强心安神和胃法治之。

节菖蒲二钱，炙黄芪一两半，朱寸冬三钱，龙眼肉四钱，五味子三钱，冬白术三钱，云茯苓三钱，云茯神三钱，生枣仁三钱，熟枣仁三钱，炒远志三钱，鸡内金三钱，朝鲜参二钱（另炖兑服），生牡蛎四钱，生龙骨四钱（同打先煎），半夏曲三钱，北秫米四钱（同布包）。

九诊：服药四剂，于1956年1月21日出院，已能扶杖行走，举止神情如常人，现症全身乏软无力，尤以两腿为甚，舌苔正常，六脉沉细无力。拟用丸药培补。

青毛茸两，朝鲜参两，绵黄芪三两，野於术二两，淡苁蓉二两，金狗脊二两，酒杭芍二两，川附片二两，川桂枝两，川当归两，宣木瓜两，破故纸两，山萸肉二两，酒熟地二两，枸杞子二两，酒川芎两，功劳叶二两，五味子两，川杜仲两，怀牛膝两，巴戟天两，云茯苓两，炙甘草两。共研细末，虎骨二两（炙酥，另研兑入）、猪脊髓三斤（捣如泥）加炼蜜适量合药为丸，每个重三钱。早晚各服一丸。（《施今墨医案·其他科病医案》）

◆ **呆病**

张女，六十岁。

一个半月前，曾经煤气中毒，急救治疗后，生命无虞，但已精神失常，吃饭穿衣均由家人服侍。不说话，不睡觉，人似痴呆，经常以手抱头。二便不能控制。经北大医院诊断为一氧化碳中毒后遗神经官能症，六脉均弦，沉取则有涩象。

节菖蒲三钱，茺蔚子三钱（酒炒），白蒺藜四钱，嫩桑枝六钱，炒远志三钱，苏地龙三钱，桑寄生六钱，怀牛膝三钱，夏枯草三钱，东白薇二钱，双钩藤四钱，首乌藤八钱，酒川芎钱半。

二诊：药服十剂，神识渐好转，虽仍不语，不睡已非痴呆之状。不再以手抱头，动作尚迟钝，大便较干。

朱茯神三钱，嫩桑枝六钱，朱寸冬三钱，桑寄生六钱，磁朱丸二钱，北秫米四钱（同布包），茺蔚子三钱，制全蝎钱，双钩藤四钱，节菖蒲三钱，东白薇二钱，龙胆草钱半（酒炒），酒川芎半，炒远志三钱，苏地龙三钱，白蒺藜四钱，酒当归三钱，蒲黄粉三钱（布包）。

三诊：前方服十六剂，甚见功效，已能说话，声音甚低，神识较前更为清楚，睡眠较前好转，能自己大小便，自云心闷头晕，上肢能动，但不灵活，下肢弯腿困难。

茺蔚子三钱，生蒲黄三钱（布包），节菖蒲三钱，酒川芎半，川独活钱半，制蝎尾钱，双钩藤四钱，嫩桑枝六钱，朱茯神三钱，白蒺藜四钱，桑寄生六钱，朱寸冬三钱，酒当归三钱，苏地龙二钱，炒远志三钱，祁蛇肉钱，甘草节二钱，血琥珀粉钱（分二次服）。

四诊：服前方十二剂，见效甚速，讲话已如常，自云心闷而乱，头有时昏，烦躁时即睡眠不好，四肢动作仍不灵活。

草决明三钱，陈橘红钱半，嫩桑枝六钱，石决明六钱，陈橘络钱半，冬桑叶二钱，茺蔚子钱半（酒炒），朱茯神三钱，蒲黄粉三钱（布包），节菖蒲三钱，炒远志三钱，制全蝎钱，白蒺藜四钱，朱寸冬三钱，川黄连钱，酒川芎钱半。（《施今墨医案·内科病案》）

◆ **健忘**

田男，三十七岁。

两月前，因受重大刺激，竟致神智迷朦，健忘殊甚，目呆语迟，口唇颤抖，四肢动作失灵，经北大附属医院检查，诊断为神经官能症。苔白舌颤，脉弦有力。

石决明六钱，红新绛二钱、旋覆花二钱（同布包），草决明三钱，紫贝齿三钱、紫石英三钱（同布包，先煎），节菖蒲二钱，鹿角胶二钱（另烊兑服），生蒲黄三钱（布包），炒远志三钱，白蒺藜三钱，酒地龙三钱，双钩藤四钱，酒杭菊三钱，炙甘草钱，桑寄生五钱，嫩桑枝五钱，制全蝎三钱。

二诊：服药五剂，诸证均有所减轻，效果尚不显著，再宗前法，去石英、贝齿、草、石决明、酒杭菊，加豨莶草、生龙骨、生牡蛎各三钱，白薇二钱。

三诊：服前方十剂，口唇已不颤抖，语言恢复自然，自云尚有头晕，神志偶现迷蒙，情绪急躁，此为肝旺热郁，仍本前法兼清肝胆之热。

龙胆草钱半，白僵蚕钱半，酒川芎钱半，忍冬花三钱，黄菊花三钱，生龙骨三钱，忍冬藤三钱，双钩藤四钱，生蒲黄三钱（布包），生牡蛎三钱，制全蝎三钱，酒地龙三钱，节菖蒲三钱，明天麻钱半，炒远志三钱，炙甘草钱。

四诊：服药五剂，效果甚好，神志已然清楚。感觉头痛时晕，仍现烦躁。

珍珠母（两打先煎），夏枯草三钱，生铁落六钱，陈胆星二钱、旋覆花二钱（同布包），黄菊花三钱，生蒲黄三钱（布包），节菖蒲三钱，制全蝎三钱，酒地龙三钱，双钩藤二钱，酒川芎钱

半，明天麻钱半，炒山栀三钱。（《施今墨医案·内科病案》）

◆ **厥证**

林女，二十八岁。

低烧三十六度六至三十七度四已两个多月，上月十三日突然昏厥一次。全身抽搐，四肢冰冷，经急救后缓解。神志清楚，全身乏力，不能起床。头痛连及颈椎，行动需人扶持，时欲跌倒。月经两三个月一次。食欲不振，睡眠不实，二便尚属正常。经开封市人民医院及河南医学院会诊，诊断为结核性脑膜炎症并有局灶性肺结核。薄白苔，舌质淡，六脉细数微弦。

生龙骨四钱，草决明三钱，沙蒺藜三钱，生牡蛎四钱，石决明三钱，白蒺藜三钱，北柴胡钱半，冬桑叶三钱，朱茯神三钱，赤白芍各二钱，桑寄生五钱，朱寸冬三钱，川杜仲三钱，砂仁钱，生熟地三钱，川续断三钱，细辛钱，东白薇三钱，酒川芎钱半，双钩藤四钱，鹿角胶二钱（另烊兑服）。

二诊：连服二十二剂，低烧全退，精神旺健，四肢自觉有力，行动不需扶持，头痛大减，时感昏晕，间或头顶跳动，食睡均好。

草决明三钱，东白薇二钱，石决明七钱，香白芷钱半，紫贝齿四钱、紫石英四钱（同布包，先煎），制蝎尾钱，酒川芎钱半，北藁本钱半，川杜仲三钱，沙蒺藜三钱，北细辛钱，川续断三钱，白蒺藜三钱，春砂仁钱，生熟地各三钱，鹿角胶三钱，滁菊花三钱，密蒙花三钱，明天麻钱半，炙甘草钱。

三诊：前方服十六剂，除头有时稍晕外，已无其他症状，拟用丸方收功。

每日早服神经衰弱丸三十粒，晚服河车大造丸一丸，连服一个月。（《施今墨医案·内科病案》）

◆ **痫症**

孟男，廿六岁。

患癫痫症已四五年之久，病来时突然跌倒，不省人事，四肢抽搐，颜面苍白，口角流涎，小便失禁，数分钟后自能醒转。平素头时晕痛，或觉沉郁，意志悲观，睡眠不安。

节菖蒲钱半，酒地龙二钱，白僵蚕钱半（炒），茺蔚子二钱，川郁金钱半，明天麻钱半，明玳瑁三钱，紫石英五钱、紫贝齿八钱（同包），磁朱丸四钱、秫米三钱（同包），清半夏三钱，首乌藤五钱，白蒺藜五钱，酒川芎钱半，酒当归三钱，朱茯神三钱，奎白芍四钱。

二诊：前方连服四剂，癫痫竟未再发，殊令人快意，拟用常服方，或可不再重犯也。

紫石英五钱、紫贝齿八钱（同包），磁朱丸四钱，秫米三钱（布包），酒川芎钱半，酒当归三钱，酒生地三钱，奎白芍四钱，清半夏三钱，炒蕤仁四钱，首乌藤五钱，白蒺藜五钱，双钩藤二钱，节菖蒲五钱，川郁金钱半，酒地龙二钱，白僵蚕钱半（炒），茺蔚子二钱。（《施今墨医案·内科病案》）

◆ **胃脘痛**

何男，二十三岁。

胃痛已经年余，饥时较重，稍进饮食即可缓解，然食欲不振，有时欲吐、身倦、少力，月前曾见黑色便，近又复作胃痛，既往就诊于铁路医院，诊断为消化性溃疡。舌苔白垢，脉弦。

野党参三钱，野於术三钱，代赭石五钱、旋覆花二钱（同布包），云苓块三钱，炙甘草三钱，杭白芍四钱，细丹参六钱（米炒），砂蔻仁各钱，北柴胡钱半，白檀香钱半。

二诊：服药三剂，恶心已止，疼痛稍缓，仍用前法加川朴、乌药温中调气，内金开胃健脾，重用炙甘草，甘以缓之，止痛和中治之。

三诊：服药六剂，痛已减，食欲仍不振，空腹尚隐痛，勉强多食即感泛酸，脘觉灼热，拟常服方。

米党参四钱，野於术三钱，半夏曲三钱，米党参四钱，焙内金三钱，沉香曲二钱，云苓块四钱，广皮炭二钱，川厚朴钱半，砂仁壳钱半，乌贼骨二钱，炙甘草三钱。

另：乌贼骨二钱，研极细，米纸包，分二次冲服。（《施今墨医案·内科病案》）

齐男，四十二岁。

十三岁起即患胃酸过多之病，中间曾一度好转，约有十余年未犯，近几年来病势又渐发展，腰痛，胃痛，大便燥结，劳累过度大便检查即有潜血，曾经医院诊断为消化性溃疡。舌淡苔白，脉沉弦而细。

鹿角胶二钱（另烊化兑服），陈阿胶三钱（另烊化兑服），黑升麻二钱，山萸肉四钱，火麻仁五钱，黑芥穗二钱，川杜仲三钱，熟地炭五钱，鸡血藤五钱，炒续断三钱，生地炭五钱，杭白芍六钱，酒当归三钱，炒枳壳二钱，淡苁蓉三钱，炙甘草三钱。

二诊：服十剂，腰痛好转，大便正常，食欲渐增，服药后腹中鸣，其他无变化，仍依前方增加药力。

川杜仲三钱，黑升麻二钱，生地炭六钱，川续断三钱，黑芥穗二钱，熟地炭六钱，二仙胶五钱（另烊化兑服），淡苁蓉五钱，山萸肉四钱，杭白芍三钱，当归身三钱，炙黄芪六钱，炒枳壳二钱，漂白术二钱，炙甘草二钱。

三诊：服药十剂，诸恙均除，时届深秋，天气稍凉，只觉腹中时鸣，仍依前方增损药味为治，以期巩固疗效。

故纸炭三钱，二仙胶五钱（另烊化兑服），甘枸杞五钱，川杜仲三钱，生地炭六钱，当归身二钱，炒续断三钱，熟地炭六钱，炒枳壳二钱，胡桃肉两，山萸肉四钱，炙黄芪六钱，炒建曲三钱，漂白术二钱，炙甘草三钱。

四诊：服药十剂，已完全恢复正常，期内离京返闽，要求丸药常服，巩固疗效。

按二诊处方将药量加五倍为蜜丸，每丸重三钱，早晚各一丸，白水送服。（《施今墨医案·内科病案》）

钱男。

因天热燥渴，服冷食过多，遂致胃痛，呕吐胸间胀闷，大便微溏，拟用止痛、消炎、调和胃肠法。

砂仁壳、豆蔻壳各钱半，建神曲、半夏曲各二钱，香附米二钱，苏梗、藿梗各钱半，姜厚朴钱半，广皮炭三钱，炒萸二分，炒连八分，竹茹二钱（姜炒），佩兰叶三钱，扁豆衣、扁豆花各二钱（炒），焦内金三钱，通草钱半，炒枳壳钱半，白檀香钱，酒丹参四钱。

二诊：呕止，痛减，苔厚，胸闷，大便如常，食欲未振，积滞未消之征也。

厚朴花、代代花各钱半，砂仁壳、豆蔻壳各钱半，六神曲、半夏曲各二钱，炒枳壳钱半，炒谷芽、炒麦芽各三钱，焦内金三钱，广皮炭三钱，炒山楂三钱，焦槟榔三钱，佩兰叶三钱，白杏仁二钱，野於术钱，莱菔子钱半（炒），莱菔英三钱（炒）。（《施今墨医案·内科病案》）

时男，五十二岁。

胃脘痛十余年之久，时发时止，饮食失调或遇凉或饥饿则发作，得食稍缓。平素喜热饮，经市立三院检查，诊断为消化性溃疡病。三日前，不慎于食，又复感寒，以致引发旧疾，脘痛不休，嗳气频频，泛酸，有时食后欲呕，嘈杂不适，热敷减轻，但不能止。影响睡眠，身倦少力，大便微溏，舌苔薄白，脉沉细。

干姜炭钱半，高良姜钱半，制附片二钱，砂蔻仁各钱，白檀香钱半，代赭石四钱、旋覆花二钱（同布包），姜厚朴钱半，刀豆子四钱，野於术三钱，米党参三钱，炙甘草钱。

二诊：服药五剂，一周未发疼痛，食量稍增，但有时仍觉胃脘不适，大便日一次，原方加力。

制附片三钱，米党参四钱，云苓块三钱，干姜炭钱半，砂仁钱，代赭石四钱、旋覆花二钱（同布包），高良姜钱半，蔻仁钱，野於术三钱，广皮炭二钱，川厚朴钱半，炙甘草钱半。

另：丁香、檀香各六分，研极细粉，分二次冲服。（《施今墨医案·内科病案》）

王男，四十岁。

胃脘疼痛半年余，屡愈屡发，断续不止，痛甚时掣及腰部，进食后稍感舒适，二三小时后痛又发作。食不甘味，大便燥结色黑，三四日一次，腹胀而有矢气。前曾在市立三院检查，诊断为消化性溃疡，舌苔黄垢，脉弦数。

杭白芍五钱，火麻仁五钱，炒枳壳二钱，莱菔子二钱，香附米三钱，桃杏仁各三钱，莱菔英二钱，细丹参五钱（米炒），川厚朴钱半，炙甘草二钱。

二诊：服药六剂，胃脘痛见轻，食欲渐增，大便仍结，一二日一行，带有黑色，舌苔仍垢。

杭白芍四钱，炙甘草三钱，炒白术三钱，炒枳壳钱半，云茯苓三钱，晚蚕砂三钱、炒皂角子二钱（同布包），川厚朴钱半，佩兰叶三钱，火麻仁五钱，米丹参五钱。

三诊：服八剂，此间只痛一次，食欲转佳，大便已畅，日行一次，色黄，有时仍感脘腹胀闷不适，拟方常服。

野党参二钱，沉香曲二钱，砂仁三钱，野於术三钱，半夏曲二钱，蔻仁钱，云茯苓三钱，广皮炭二钱，香附米三钱，川厚朴钱半，炒枳壳钱半，火麻仁四钱，炙甘草二钱。（《施今墨医案·内科病案》）

夏女。

胃痛呕吐，黏涎内虽未有血，但大便色黑内含血之成分，胸满嗳气，善饥而不敢食，舌绛泽，而口渴，先拟止痛止血法。

生熟地各三钱（酒炒透），干薤白二钱，蒲公英三钱，丹参四钱，制乳没三钱，炒银花四钱，白薏仁四钱，奎芍四钱（土炒透），苦桔梗钱半，旋覆花二钱、代赭石四钱（同包），川雅连钱（吴萸水炒），桃仁、杏仁各二钱，甘草节钱。

二诊：前方连服三剂，痛稍减，呕稍止，大便所下均为黑紫色，是乃旧瘀排下之征。

生熟地各三钱（酒炒透），血余炭三钱、左金丸二钱（同包），苦桔梗钱半，蒲公英三钱，紫丹参四钱，炒银花四钱，旋覆花二钱、代赭石四钱（同包），白杏仁二钱，白薏仁四钱，阿胶珠三钱，干薤白二钱，奎白芍四钱（土炒透），生龟板四钱，制乳没三钱，甘草节钱，败酱草三钱，金石斛、铁石斛各三钱，真血竭二钱。

三诊：二诊方连服四剂，胃痛大减，呕吐已止，症状殊为良好，拟用药粉方收功。

紫河车一具（烙干），生熟地各两（酒炒松透），阿胶珠两，龟板胶两，紫丹参两，制乳没五钱，苦桔梗五钱，奎白芍五钱（土炒透），川黄连五钱（吴萸水炒），干薤白五钱，北沙参五钱，南花粉五钱，花旗参五钱，绿萼梅四钱，蚕茧炭五钱，真珠粉钱，真血竭五钱，野於术五钱，炒枳实五钱，瓦楞子两，风化硝五钱，炙甘草五钱。

共研细末，分为三百小包。每日早午晚餐后五分钟内各服一小包，菜汤茶水送下均可。（《施今墨医案·内科病案》）

周男。

素患胃疾，食后胸间胀闷而痛，嘈杂嗳气，大便秘结，食欲不振，自觉口内常酸，是为慢性胃炎，胃酸多，消化不良症。

旋覆花二钱、代赭石三钱（同包），桃杏仁各二钱，紫丹参三钱，玫瑰花、代代花各钱半，姜中朴钱半，晚蚕砂三钱、炒焦皂角子三钱（同包），西红花五分，全瓜蒌六钱（打），干薤白三钱，炒枳壳钱半，六神曲、半夏曲各二钱，香附米二钱，苏桔梗各钱半，炒萸二分，炒连八分，佩兰叶三钱，焦内金三钱，炒谷芽、炒麦芽各三钱。

二诊：痛胀均减，大便已通，虽为见效，但胃炎尚未全消，再进前法，促其速愈。

旋覆花二钱、代赭石三钱（同包），姜中朴钱半，炒枳壳钱半，桃仁、杏仁各二钱，左金丸钱半、半夏曲二钱（同包），苦桔梗钱半，焦内金三钱，丹参三钱，广皮炭三钱，佛手花、代代花各钱半，莱菔子钱半（炒），莱菔英三钱（炒），薤白二钱，佩兰叶三钱，香稻芽五钱，砂仁壳、豆蔻壳各钱半，炙草五分，茜草根三钱。

三诊：胃疼全止，食欲大振，胸间虽然有时胀闷，亦不如昔日之甚，拟用药粉方，根除此疾。

干姜炭五钱，淡吴萸五钱，川雅连五钱，麦芽二两，龙胆草五钱，花旗参五钱，节菖蒲五钱，於术五钱，西红花三钱，白蔻仁四钱，酒丹参五钱，广皮五钱（炒），干薤白五钱，焦内金五钱，霞天曲五钱，厚朴五钱，焦槟榔五钱，酒川军五钱，炙甘草五钱，枳实五钱。

共研极细末，分为三百小包，每日早午晚餐后五分钟内，各服一小包，菜汤茶水送下均可。（《施今墨医案·内科病案》）

◆ **痞满**

王女，四十余岁。

旧患胃疾，食欲减退，胸间胀满，恶心，时有呕吐，大便每四五日始下一次，胃弛缓症。

白扁豆八钱（炒），野於术钱半，北沙参三钱（米炒），天花粉三钱，生内金三钱，生谷芽、生麦芽各三钱，厚朴花、代代花各钱半，佛手花、玫瑰花三钱，广皮炭三钱，佩兰叶三钱，范志曲二钱，炒萸二分，炒连八分，奎白芍三钱（土炒），干姜炭三分，川郁金钱半。

二诊：前方连服三剂，胃消化力渐强，胀满亦消，颇思饮食，惟大便仍不通畅，再进强胃润肠法。

野於术钱半，玫瑰花、代代花各钱半，奎白芍三钱（土炒），苦桔梗钱半，炒枳壳钱半，杏仁泥二钱，干薤白三钱，火麻仁四钱，油当归三钱，生内金三钱，生谷芽、生麦芽各三钱，佩兰叶三钱，广皮炭三钱，晚蚕砂三钱，炒焦皂角子三钱（同包），采云曲二钱。

三诊：前方又服三剂，症状极佳，食欲大振，消化有力，拟进药粉常服，以收全功。

野於术两，生麦芽二两，高良姜五钱，刀豆子五钱，节菖蒲五钱，紫丹参五钱，淡吴萸五钱，川黄连五钱，广陈皮五钱，生内金五钱，白蔻仁三钱，壳砂仁五钱，薤白头五钱，炒枳实五钱，法半夏五钱，花旗参五钱，龙胆草五钱，川郁金五钱，厚朴花五钱，炙甘草五钱，元明粉五钱。

共研极细末，分为三百小包。每日早午晚餐后五分钟内各服一小包，菜汤茶水送下均可。（《施今墨医案·内科病案》）

阎男，二十七岁。

数年以来，每于饭后即感脘腹痞满不适，有时微觉坠痛，嗳气，食欲不振，大便干结，睡眠欠佳，头晕，腰酸，身倦，四肢无力，精神委顿，体重日渐下降，郑州某医院检查诊断为胃下垂。面色苍白，舌苔白，脉细缓。

炙黄芪五钱，升麻钱半，建神曲二钱，炙甘草钱，柴胡钱半，半夏曲二钱，米党参三钱，小於术三钱，油当归四钱，云苓块三钱，砂仁钱半，苦桔梗钱半，炒荷叶二钱，广陈皮钱半。

二诊：服药五剂后，诸证均有减轻，食欲仍不振，自觉精神好转。

前方内加焦内金三钱，再服五剂。

三诊：服六剂后，食欲增进，诸症大减，即返河南，仍按原意改拟丸剂常服。

每日早服香砂六君子丸三钱，每日临卧服补中益气丸三钱，连服三十日，均用白开水送下。（《施今墨医案·内科病案》）

张男，六十二岁。

十日前饮食过饱，旋即睡卧，醒来即感胸胁胀痛不适，未作医治。胀满不减，头晕而痛，二便均不通畅，近一周来，晚间辗转反侧，难于入寐，目合即梦，因之精神困倦，体乏无力，毫无食欲，恶心欲呕，舌苔垢腻，脉象沉滞，两关均盛。

炒枳壳钱半，旋覆花二钱、代赭石四钱（同布包），晚蚕砂三钱、炒皂角子三钱（同布包），紫油朴钱半，佩兰叶三钱，薤白头三钱，莱菔子二钱，车前草三钱，莱菔英二钱，旱莲草三钱，半夏曲三钱、北秫米四钱（同布包），全瓜蒌六钱，炙草梢钱，青皮炭钱半，广皮炭钱半。

二诊：服药三剂，大小便较前通畅，胸胁胀满大减，睡眠已如常时，但梦稍多而已，头晕时痛尚未见效，视物模糊，仍遵前法，另加清头目之品。

前方加紫石英三钱，石决明六钱，紫贝齿三钱，草决明三钱。
（《施今墨医案·内科病案》）

◆ **呃逆**

蘧男，六十岁。

胸闷作嗝，大便微干，余均如常。

晚蚕砂三钱、炒焦皂角子三钱（同包），清半夏三钱，黑芝麻、白芝麻各三钱，杏仁二钱，炒荷叶二钱，苦桔梗钱半，炒枳壳钱半，丁香钱，荷叶蒂七枚，干薤白二钱，旋覆花钱半、代赭石三钱（同包），柿蒂七枚，全瓜蒌六钱（打），佩兰叶三钱，厚朴花、代代花各钱半，广皮三钱（炒炭）。

二诊：服前方稍佳，胸似不胀，大便亦多，惟仍作嗝不止。

赤白芍各二钱、银柴胡钱半（同炒），晚蚕砂三钱、炒焦皂角子三钱（同包），花旗参钱半（原皮），白杏仁二钱，清半夏三钱，广皮炭三钱，炒枳壳钱半，苦桔梗钱半，干薤白二钱，焦内金三钱，荷叶蒂七枚，南沙参、北沙参各二钱，黑芝麻、白芝麻各五钱，干苇根尺，干柿蒂七枚。

三诊：连服四剂，病似痊愈，恐其再发，故又来复诊。

前方去芍药、柴胡，加瓜蒌五钱、佩兰三钱。（《施今墨医案·内科病案》）

曲男，三十岁。

二月以来，呃逆频频，胸脘满闷，不思纳食，大便不畅，睡眠不实，舌苔白，根部略厚，脉象沉弦。

白芝麻两（生，研），公丁香钱，干柿蒂七枚，厚朴花二钱，炒枳壳钱半，清半夏三钱，代赭石三钱、旋覆花二钱（同布包），代代花二钱，广陈皮钱半，米党参三钱，云苓块三钱，炒荷叶二钱。

二诊：前方服三剂，呃逆大减，仍有时发作，胸脘微觉不舒，食欲增进但仍不如常，大便通畅。

前方加谷麦芽各三钱以助胃气。（《施今墨医案·内科病案》）

◆ **吞酸**

孙女。

患胃酸过剩症，吞酸，嘈杂，胃部疼痛，大便秘结，拟用消酸、止痛、通便法。

海浮石三钱、瓦楞子五钱（同包），旋覆花二钱、代赭石三钱（同包），紫丹参三钱，全瓜蒌六钱，风化硝钱半（同包），晚蚕砂三钱、炒焦皂角子三钱（同包），枳实炭钱半，广皮炭三钱，鸡金炭三钱，六曲炭二钱，薤白头二钱，炒萸二分，炒连八分，龙胆草五分，桃杏仁各二钱，香附炭二钱，苦桔梗钱半。

二诊：前方连服三剂，痛止，酸减，大便已通，遂将原方去代赭石、海浮石、全瓜蒌，加入川军炭、壳砂仁、焦槟榔，改配

药粉常服。(《施今墨医案·内科病案》)

陈男，三十余岁。

胸胀闷，吞酸，嗳气，嘈杂，便秘，每日至午则较甚，有时呕吐。

旋覆花二钱、代赭石四钱（同包），野於术钱半（土炒），炒萸五分，炒连钱，藿梗、苦梗各钱半，炒建曲二钱，炒枳壳钱半，广皮炭三钱，丹参四钱，砂仁壳、豆蔻壳各钱半，鸡金炭三钱，全瓜蒌六钱、风化硝钱半（同捣），法夏三钱，花旗参钱半，扁豆衣、扁豆花各三钱，厚朴花、代代花各钱半，薤白三钱，香稻芽四钱。

二诊：服药后胸中略舒，大便下，嘈杂亦佳。

仍用前方去扁豆、藿梗，加佩兰三钱，郁金钱半。

三诊：前方又服三剂，胸中畅快，呕止，饮食增多，欲服丸方，以便除根。

每日早服加味保和丸三钱，夜服橘半枳术丸二钱，均用白开水送。(《施今墨医案·内科病案》)

◆ **呕吐**

杨女，青春十八。

昨日午饭后，突然恶心不适，旋即呕吐，胃脘疼痛胀满颇剧，嗳气，稍进饮食疼痛更甚，大便微溏，小便黄，身倦夜寐不安，月经正常，舌苔厚腻，脉沉弦。

香附米三钱，姜竹茹二钱，姜半夏三钱，紫苏梗二钱，吴茱萸三分，春砂仁钱，藿香梗二钱，川黄连八分，白蔻仁钱，白檀香二钱，酒丹参四钱，鸡内金三钱（焙），广皮炭二钱，炒枳实二钱，炙甘草钱。(《施今墨医案·内科病案》)

于女，四十二岁。

食后则呕吐，此病已有年余，二三月或十数日辄发一次，一二日即愈，胸闷噫气，头痛，大便少，舌苔微黄。

野於术钱半（土炒）、淡吴萸钱、川连五分（同炒），花旗参钱半（原皮），生姜渣钱，旋覆花二钱、代赭石三钱（同包），清半夏三钱，藿桔梗各钱半，广皮炭三钱，怀牛膝三钱，炒枳壳钱半，全瓜蒌六钱（打），干薤白二钱，鸡金炭三钱，晚蚕砂三钱、炒焦皂角子三钱（同包），白僵蚕（炒）二钱，白蒺藜四钱。

二诊：服二剂头痛止，呕吐亦不似昨日之剧烈，已不噫气，而虚恭甚多。

前方去蒺藜、僵蚕、牛膝，再加白扁豆八钱，另以伏龙肝二两煎汤代水煎药。（《施今墨医案·内科病案》）

赵女，三十余岁。

夜间大吐大泻，肠鸣，烦渴，四肢厥冷，脉闭不出，形容憔悴，言语无声，此为霍乱急症，速用和阴阳、通表里、强心脏、助中气法。

大山参三钱，杭芍四钱，桂枝木三钱，淡吴萸二钱，姜云连钱半，茯神三钱，清半夏三钱，焦远志三钱，淡干姜钱，炙草钱，五味子钱，西洋参（原皮）三钱，制附片三钱。

另用白扁豆四两煮汤先服，再用刀口上烧盐研细冲服。

二诊：前方服一剂，六脉已出，吐泻少止，烦躁不得卧，再进强心、助气、止泻、止呕法。

杭白芍五钱、桂枝木钱半（同炒不去），炒萸二钱，炒连钱半，别直参三钱，荜澄茄钱，焦远志三钱，制附片二钱，干姜炭钱，姜半夏三钱，云茯神三钱，五味子钱，炙甘草钱。

另用伏龙肝二两，白通草两，白扁豆二两，石莲肉二两，北

秫米两，煮汤代水煎药。（《施今墨医案·内科病案》）

◆ **纳呆**

高女。

素患食欲不振，他医迭投消导剂，迄无少效且更不思食，胸闷嗳气，但喜食酸物如陈皮梅等，食后立觉胸膈安适，是乃减酸症也。

乌梅炭钱半，宣木瓜二钱，五味子钱，炒山楂三钱，奎白芍四钱，野於术钱，北沙参三钱，瓜蒌根三钱，佩兰叶三钱，代代花、玫瑰花各钱半，金石斛四钱，川郁金钱半，花旗参钱。

本方嘱服十剂，每隔一日一剂，高女士服至第七剂时，食欲大振，极思饮食，且消化力亦强，曾来询问，是否继续服完十剂，告以可暂停止，恐其胃酸将又过剩也。（《施今墨医案·内科病案》）

◆ **噎膈**

常男，三十八岁。

经北京协和医院检查，诊断为食道癌，已半年余，近来每日只能食流质，喉间堵闷，胃部胀满，泛酸嗳气，口中痰涎多，背痛，精神倦怠，医院拟手术治疗，患者不愿，故延中医治疗。舌苔厚腻，脉细软。

桃杏仁各三钱，大力子二钱，法半夏二钱，怀牛膝三钱，紫厚朴钱半，苦桔梗钱半，薤白头三钱，莱菔子二钱，代赭石四钱、旋覆花二钱（同布包），全瓜蒌七钱，莱菔英二钱，茜草根三钱，米丹参五钱，广皮炭二钱。

二诊：服八剂，噎减轻，泛酸、嗳气及背痛均稍好，已能食馒头及挂面等物，但食后不易消化。

薤白头三钱，全瓜蒌八钱，桃杏仁各二钱，紫油朴钱半，法半夏二钱，代赭石四钱、旋覆花二钱（同布包），茜草根三钱，丹参五钱（米炒），怀牛膝二钱，大力子二钱，山慈菇三钱，绿萼梅二钱。

三诊：月余患者由山西家乡带信来云：第二次方又服十剂，现在每顿饭可吃一个馒头，一碗面条，咽下慢，饮食在入胃时感到滞涩，不易消化，有时吐白沫，背仍常痛，精神觉比前强些。

复信嘱其将二诊方加三倍量，研极细末，分成二百小包。每日早、午、晚，各服一包，白开水冲服。（《施今墨医案·内科病案》）

程男，六十五岁。

患胃病已二十余年，膨闷胀满，时常作痛，经治多年，时轻时重，迄未痊愈。近年来每服沉香化滞丸，病痛减轻，遂赖此药维持。近两个月虽服前药，不但症状不减，又增咽下困难，固体食物尤为困难，咽下旋即吐出，嗳气频频，口涎极多，每日只食流食少许。日渐消瘦。大便隔日一次。经医院检查为食道下端狭窄。患者吸烟，无饮酒嗜好，舌苔垢腻，脉象沉涩。

干薤白三钱，莱菔子二钱，代赭石五钱、旋覆花二钱（同布包），全瓜蒌七钱，莱菔英二钱，怀牛膝三钱，丹参四钱（米炒），广皮炭二钱，砂仁钱，紫厚朴二钱，桃仁二钱，蔻仁钱，炒枳壳二钱，杏仁二钱，北沙参钱，焦内金三钱，白芝麻两（生、研）。

二诊：服药四剂，胀痛、呕逆、嗳气均见好转，惟食欲不振，仍不能咽固体食物。

前方去牛膝、内金、沙参，加丁香六分，柿蒂二钱，茜草根二钱。

三诊：连服二剂，呕逆已止，胀痛减轻，嗳气渐少。

薤白头三钱，半夏曲二钱，代赭石三钱、旋覆花二钱（同布包），全瓜蒌七钱，建神曲二钱，火麻仁五钱，炒枳壳、分心木三钱，杏仁泥二钱，莱菔子二钱，苦桔梗三钱，广皮炭二钱，莱菔英二钱，炙草梢二钱，白芝麻两（生，研）。

四诊：服药四剂，除仍不能咽固体食物外，余证均大为减轻，食量亦增。

前方中加婆罗子三钱，常服方。（《施今墨医案·内科病案》）

贾男，七十有九。

平素嗜酒，数月以来，情怀抑郁，食减便燥，渐至进食有时作噎，咽下困难。现只能进半流质食物，硬食已有二月不能进矣。胸际闷胀微痛，饭后尤甚，有时吐白黏沫，口干，不思饮，大便干燥，四五日一行，夜寐多梦，精神委顿，体重减轻，经北大医院检查，谓为食道狭窄，未发现癌变，舌苔白而燥，脉沉涩。

薤白头三钱，桃仁二钱，代赭石五钱、旋覆花二钱（同布包），全瓜蒌六钱，杏仁二钱，清半夏三钱，炒枳实二钱，火麻仁五钱，油当归四钱，怀牛膝三钱，茜草根三钱，川郁金三钱，广陈皮二钱，天麦冬各二钱。

二诊：前方服三剂，诸证如前，胸际略畅，大便仍燥。

前方加晚蚕砂三钱，皂角子三钱，再服五剂。

三诊：服药五剂，自觉诸证有所减轻，能稍进馒头类食物，大便仍微干，二日一行，身倦少力。

薤白头三钱，溏瓜蒌八钱，代赭石四钱、旋覆花三钱（同布包），晚蚕砂三钱、炒焦皂角子三钱（同布包），炒枳实二钱，茜草根三钱，怀牛膝三钱，桃杏仁各二钱，郁李仁二钱，火麻仁六钱，野於术三钱，川郁金三钱，油当归四钱。（《施今墨医案·内

科病案》)

孙男，三十余岁。

形容瘦削，脉小而迟，咽下困难，食后即吐，据云为强饮热汤，遂以致此。经医院以 X 光检查，确非食道癌，食道狭窄症也。

旋覆花二钱、代赭石五钱（同包），茜草根二钱，怀牛膝三钱，丹参五钱，白芝麻两（研），炒萸二分，炒连八分，花旗参钱半，桃仁、杏仁各二钱，生谷芽、生麦芽各三钱，白扁豆两，干薤白二钱，法夏三钱。

本方多服，至愈为度。（《施今墨医案·内科病案》）

◆ **腹痛**

都男，五十八岁。

病程八阅月，腹痛而胀大，小便短赤，腿足均现浮肿，且有麻木及冷感，心跳气短，食睡尚如常。最近一个月兼患疝气，曾经协和医院诊断为结核性腹膜炎。舌苔薄白，六脉沉迟。

川桂枝钱半，杭白芍二钱，车前草三钱，北柴胡钱半，台乌药二钱，旱莲草三钱，大腹皮三钱，冬瓜子四钱，赤小豆四钱，大腹子三钱，冬葵子四钱，赤茯苓四钱，川附片二钱，紫厚朴钱半，川楝子二钱，炙草梢钱半。

二诊：药服三剂，小溲增多，浮肿渐消，余症仍无变化，病属慢性，丸方图治。

川附片两，川桂枝两，巴戟天两，北柴胡两，金铃子两，台乌药两，花槟榔两，车前子两，云茯苓两，云茯神两，橘荔核各两，淡猪苓两，豨莶草两，建泽泻两，大腹皮两，紫厚朴五钱，盔沉香五钱，陈广皮五钱，酒杭芍二两，冬葵子两，川草薢两，炒远志两，莱菔子两，炙草梢五钱。

共研细末，炼蜜为小丸，每日早晚各服三钱，白开水送。

三诊：丸药共服二个半月，近将服完。腹痛大减，已不胀，下肢浮肿全消。惟行路过多仍现浮肿，两腿麻木冷痛亦大好转，小便通利，食睡均佳，疝气亦愈十分之八，再用丸药治之以冀痊可。

威灵仙两，炙黄芪二两，川附片二两，巴戟天两，醋元胡两，上肉桂两，川草薢两，豨莶草两，酒杭芍二两，山萸肉两，云苓块两，汉防己两，北柴胡两，川楝子两，白乌药两，车前子两，广橘核两，大腹皮两，大熟地两，紫厚朴五钱，春砂仁五钱，建泽泻两，淡猪苓两，野於术两，均青皮五钱，广陈皮五钱，炙草梢五钱。

共研细末，炼蜜为小丸，每日早晚各服三钱，白开水送。
（《施今墨医案·内科病案》）

金男，三十二岁。

病已月余，腹胀而痛，右少腹时现突起一块，按之则上移，或左窜，并不固定。肠鸣辘辘，但不腹泻，且间见大便干结。饮食睡眠正常，经单位诊所诊断为消化不良肠胀气症。舌苔厚腻微黄，脉弦涩间见。

川厚朴钱半，香附炭三钱，台乌药二钱，青皮炭钱半，莱菔子二钱，苏桔梗各钱半，陈皮炭钱半，莱菔英二钱，炒枳壳钱半，云茯苓三钱，法半夏二钱。

二诊：前方服七剂，腹胀减轻，胸间堵闷并有一硬块，按之则痛，大便干。仍遵前方，增加药力。

青皮炭钱半，瓦楞子两、生牡蛎五钱（同布包，先煎），代赭石三钱、旋覆花二钱（同布包），陈皮炭钱半，紫油朴钱半，法半夏二钱，香附炭三钱，苏桔梗各钱半，薤白头三钱，全瓜蒌八钱，台乌药二钱，炒枳壳钱半，炙甘草钱，晚蚕砂三钱、炒皂角子三钱（同布包）。

三诊：服药六剂，胀痛全消，大便通畅，希配常方，以防再发。

嘱其将二诊方留用，稍觉胀满即服二三剂。（《施今墨医案·内科病案》）

赵女，二十二岁。

病已经年，曾在天津中央医院治疗，诊断为肠结核症。肠鸣腹痛，大便溏泻，日行三五次，且有黏液。胸胁胀满，呕逆不思食，每日下午自觉发热，小溲短赤，苔白质淡，六脉沉细而数。

醋柴胡钱半，苍术炭二钱，赤茯苓三钱，赤白芍各二钱，白术炭二钱，赤小豆七钱，炒吴萸钱半，扁豆花三钱，炒黄连钱半，血余炭钱半、禹余粮三钱（同布包），扁豆衣三钱，米党参二钱，车前子三钱，怀山药八钱，建莲肉五钱，姜厚朴钱半，御米壳四钱，炙草梢钱，姜半夏二钱。

二诊：前方服二剂，药效未显。

前方去扁豆花、扁豆衣，改白扁豆两，去车前子、滑石块，加姜竹茹二钱，陈皮炭二钱，服六剂再诊。

三诊：服药四剂，尚有二剂未服，寒热已退，呕逆亦减，大便次数已少但仍溏泻，肠鸣依然，因需赴津一行，故来求诊。前方未服之药，仍要服完，再拟一方，须进十剂。

怀山药八钱，白扁豆两，五味子钱，苍术炭二钱，黄连钱半、吴萸钱半（同炒），白术炭二钱，党参三钱，血余炭二钱、禹余粮三钱（同布包），莲肉四钱，御米壳四钱，云苓块四钱，姜半夏二钱，厚朴钱，干姜炭钱，炒白芍二钱，炙草梢钱。

四诊：去津半月，共服十二剂，诸症大为好转，腹痛肠鸣已止，大便一日一次，已呈软便，食欲渐增，呕逆已止，精神旺健，拟常方巩固疗效。

米党参三钱，云苓块三钱，干姜炭钱，白扁豆两，怀山药八钱，五味子钱，苍术炭二钱，霞天曲二钱，白术炭二钱，黄连钱半、吴萸钱半（同炒），半夏曲二钱，焦薏仁五钱，建莲肉五钱，砂仁壳钱，炙甘草钱。（《施今墨医案·内科病案》）

### ◆ 腹胀

侯男。

患慢性渗出性腹膜炎症，经他医治疗月余未效，腹部膨大而痛，发热三十八度二，拟退热、止痛、消肿法。

赤白芍各五钱、醋柴胡（同炒），冬瓜子两，大腹皮三钱，丹皮、丹参各二钱，云苓块三钱，车前草、旱莲草各三钱，广木香七分，条芩二钱，鲜生地、鲜茅根各五钱，清半夏三钱，福泽泻三钱，炙草钱，台乌药钱半，香附米二钱，广皮炭三钱。

二诊：前方连服三剂，痛减，肿胀渐消。体温三十七度八。

赤白芍各五钱、醋柴胡三钱（同炒），血余炭三钱、益元散五钱（同包），车前草、旱莲草各三钱，白通草钱半，云苓块三钱，鲜茅根、鲜生地各五钱，炒丹参、炒丹皮各三钱，大腹皮三钱，冬瓜子二两，条黄芩二钱，清半夏三钱，台乌药钱半，香附米二钱，广皮炭三钱，炙甘草钱半。

三诊：前方又连服三剂，痛大减，胀亦消，肚腹柔软，不若以先之膨大矣，体温降至三十七度三。

赤白芍各三钱、醋柴胡二钱（同炒），鲜生地、大生地各三钱，白茅根四钱，条黄芩二钱，清半夏三钱，冬瓜子、冬葵子各五钱，大腹皮三钱，血余炭三钱、车前子三钱（同包），淡猪苓三

钱，云苓块三钱，广皮炭三钱，炒丹皮、炒丹参各三钱，炙甘草钱，花旗参钱半。(《施今墨医案·内科病案》)

温男，三十四岁。

素来身健少病，两个月来经常出差外地，旅途繁劳，生活甚不规律，自觉"上火"，咽痛、喉干，纳食不佳，胸胁均胀，极易烦躁，睡眠不安，时时惊醒，二便尚属正常。舌苔黄垢，六脉弦，左关独盛。

干石斛三钱，大生地二钱，生龙骨三钱，鲜石斛三钱，鲜生地二钱，生牡蛎三钱，云茯苓三钱，酒黄芩二钱，云茯神三钱，酒黄连钱，磁朱丸二钱、北秫米四钱(同布包)，炒山栀二钱，炒远志三钱，白蒺藜三钱，青竹茹二钱，佩兰叶三钱，陈皮炭二钱，半夏曲二钱，建神曲二钱。

二诊：服二剂，咽痛已愈，食欲稍好，睡眠少效，口干未除，药力未及之故，原方不变，再服三剂。

三诊：前方再服三剂，自觉火气已退，口干见好，睡眠如常，只是梦多，有时头昏心跳，此乃病邪乍退之象，仍拟清热安神法治之。

生龙骨四钱，紫石英三钱，生牡蛎四钱，紫贝齿三钱，旋覆花二钱、代赭石三钱(同布包)，朱茯神三钱，鲜生地三钱，朱寸冬三钱，鲜石斛各三钱，磁朱丸二钱、北秫米四钱(同布包)，生栀仁二钱，白蒺藜三钱，炒远志三钱，生枣仁二钱，东白薇二钱，省头草三钱，清半夏二钱，生甘草钱。(《施今墨医案·内科病案》)

◆ **泄泻**

高女，五十六岁。

盛暑酷热，贪食生冷，院中乘凉，深夜始睡。今晨忽腹痛如绞，腹泻四次，恶心呕吐，不思食，头痛微热，腰痠身倦。舌苔薄白，六脉濡数。

藿香梗钱半，苍术炭三钱，扁豆花二钱，苦桔梗钱半，白术炭三钱，扁豆衣二钱，姜厚朴二钱，陈广皮钱半，云茯苓三钱，白通草钱半，炒薏仁四钱，姜半夏二钱，炒香豉三钱，干芦根四钱，炙草梢钱，大红枣三枚，鲜生姜三片。

二诊：服药二剂，呕吐腹泻均止，但觉胸腹不适，食欲欠佳，全身痠软无力，头已不痛，但觉晕。

云茯神三钱，厚朴花钱半，野於术钱半，云茯苓三钱，玫瑰花钱半，陈皮炭二钱，佩兰叶三钱，益元散三钱（用鲜荷叶包煎），炒枳壳钱半，扁豆花三钱，苦桔梗钱半，扁豆衣三钱，炙草梢钱。（《施今墨医案·内科病案》）

胡男。

患大便溏泻症已二月，每日数次，未便之先，腹痛重坠，排便之后，则腹部立觉爽快，无何诸症又作，如厕频频，颇以为苦，食欲不振，精神倦怠，拟用防腐、利水、调和胃肠法。

血余炭三钱、左金丸钱半（同包），奎白芍四钱、醋柴胡钱半（同炒），台乌药钱半，香附米二钱，苍术炭二钱，焦薏仁四钱，石莲肉、建莲肉各三钱，广皮炭三钱，车前子三钱、五谷虫三钱（同包），云苓块三钱，姜中朴钱半，甘草梢钱，白通草钱半。

二诊：腹痛少止，泄泻未效，心跳气短，精神疲乏，前方药力不足之故也。

制附片钱半，干姜炭五分，野於术钱半（土炒），野党参三钱（米炒），石莲肉、建莲肉各三钱，炒芡莲各一钱，血余炭三钱（布包），五味子（打）一钱，破故纸钱半，肉豆蔻钱半，炙甘草钱，奎白芍四钱、醋柴胡钱半（同炒），台乌药钱半，苍术炭二钱，焦薏仁四钱。

三诊：前方连服三剂，腹痛止，泻减少，精神亦振，再进前法，以得速效。

血余炭三钱、赤石脂三钱（同包），左金丸二钱、禹余粮三钱（同包），制附片钱半，淡干姜五分，野於术钱半，野党参三钱（米炒），五味子钱（打），破故纸钱半，肉豆蔻钱半，石莲肉、建莲肉各三钱，苍术炭二钱，焦薏仁四钱，台乌药钱半，诃子肉二钱（煨），炙甘草钱。

四诊：大便泻止，每日更衣一次，微溏，症状良好，改用丸药收功。

每日早服香砂六君子丸三钱，下午服四神丸二钱，夜临卧服附子理中丸一丸。均用白开水送，共服十日。(《施今墨医案·内科病案》)

刘男，四十七岁。

便溏，近两年，日行四五次，便前后腹部隐痛，当发病后四五个月，曾经协和医院检查为功能性肠蠕动过速，如厕频频，而大便不爽，颇以为苦。苔白薄、舌质淡，脉象濡弱，右关独甚。

川附片三钱，淡干姜钱半，禹余粮三钱、白石脂三钱（同布包），米党参三钱，炙甘草二钱，紫厚朴钱半，云苓块四钱，茅苍术三钱，焦薏仁七钱，怀山药两（打碎，炒）。

二诊：服药八剂，腹痛见轻，而腹泻次数未减，便亦较前畅快，因服汤药不便，要求丸方常服。

早服参苓白术丸三钱，午服七宝妙灵丹半瓶，晚服附子理中丸一丸。

三诊：服丸药一月，溏泻次数减少，有时大便正常，腹痛消失，但时胀。仍用丸药收功。

早服香砂六君子丸三钱，下午服七宝妙灵丹半瓶，晚服附子理中丸一丸，四神丸二钱，交替服用。（《施今墨医案·内科病案》）

马男，七十二岁。

前日饮食不慎，骤患腹痛泄泻，一日四五次，腹痛即急如厕，便后有下坠感，微觉恶寒发热，食欲不振，舌苔薄白，脉象弦数。

酒黄芩二钱，苍术炭二钱，酒黄连钱半，白术炭二钱，血余炭二钱、炒车前子三钱（同布包），煨葛根三钱，焦内金三钱，炙草梢钱，白通草钱半，焦薏仁五钱，炒香豉三钱，赤小豆三钱，赤茯苓三钱。（《施今墨医案·内科病案》）

沈男。

暑月赴宴，饮食过杂，返家后腹痛洞泻，一宿间十余次，小便极少，胸膈满闷，不思饮食，舌苔污腻，急性肠炎症。

炒车前子、炒五谷虫各三钱（同包），血余炭三钱、益元散四钱（同包），姜炒中朴钱半，焦三仙六钱，炒香附米二钱，焦内金三钱，晚蚕砂三钱、左金丸钱半（同包），炒泽泻三钱，广陈皮炭三钱，焦薏仁四钱，大腹皮三钱，炒枳壳钱半，炙甘草梢钱半，白通草钱半。

二诊：前方服二剂，小便较多，大便已溏，每日二三次，腹痛止，胀闷未除，仍有积食故也。

炒车前子、炒五谷虫各三钱（同包），血余炭三钱、左金丸二钱（同包），苍术炭二钱，焦薏仁四钱，姜炒中朴钱半，香附米二钱，焦谷芽、焦麦芽各三钱，焦槟榔三钱，焦山楂炭三钱，焦六曲二钱，焦内金三钱，炒枳壳钱半，广陈皮炭三钱，云苓块三钱，白通草钱半。

三诊：泻止，胀消，小便通畅，惟食欲不振，精神不佳，拟开胃口、强体力法。

代代花钱半，厚朴花钱半，佩兰叶三钱，奎白芍三钱，焦远志三钱，花旗参钱半，香稻芽五钱，野於术一钱，云茯神三钱，生内金三钱，炒木瓜二钱，乌梅炭钱半，炙草梢一钱。（《施今墨医案·内科病案》）

唐男，四十四岁。

四月前曾患急性肠炎，日久不愈，又成慢性腹泻，多则日行十余次，少则四五次，屡治无效。目前，如厕频频，二便量少而不畅，左下腹隐痛，且有硬块，口渴而不思饮，舌苔垢腻，脉象濡滑。

苍术炭二钱，白术炭二钱，晚蚕砂二钱、血余炭二钱（同布包），海浮石二钱、醋煅瓦楞子八钱（同布包），焦薏仁七钱，香附米二钱，姜厚朴钱半，莱菔子二钱，云苓块二钱，车前草三钱，莱菔英二钱，滑石块二钱，旱莲草三钱，炒萸连各钱半，广皮炭二钱，白通草钱半，炙草梢钱，焦内金三钱。

二诊：服药三剂，感觉非常舒适，遂又连服六剂。胀满减轻，大便每日三四次，腹痛已愈，食欲增进，但觉气短头晕。

前方去内金、车前草、旱莲草、白通草，加党参三钱，苏梗钱半，桔梗钱半。

三诊：前方服六剂，大便稀软，有时可成条状，日行一二次。晚间感觉腹胀，左下腹中硬块，触之较前柔软，亦不疼痛。

苍术炭二钱，白术炭二钱，血余炭二钱、禹余粮三钱（同布包），海浮石三钱、醋煅瓦楞子八钱（同布包），米党参三钱，云苓块四钱，紫厚朴钱半，炒萸连各钱半，诃子肉二钱，藿香梗钱半，苦桔梗钱半，炙草梢钱。（《施今墨医案·内科病案》）

吴男，二十九岁。

四年前曾患腹泻，未经医生治疗，服成药数日，腹泻次数减少。以后逐渐形成晨醒即急入厕便泻一次。初不介意，近两年则感体力日虚，消化无力，有时恶心，小便短少。舌苔白垢，六脉沉弱。

破故纸二钱，五味子钱，炒萸莲各钱半，肉豆蔻二钱，米党参三钱，川附片钱半，苍术炭二钱，赤茯苓四钱，白术炭二钱，赤小豆四钱，血余炭二钱、禹余粮三钱（同布包），干姜炭钱半，炙甘草钱。

二诊：服药二剂，无变化，症如前，药力未及，前方姜、附各加钱半。

三诊：服药十剂，见效，大便时间已可延至中午如厕，仍属溏便。体力较好，食欲增进，已不恶心，小溲也多，改用丸剂。

七宝妙灵丹，早晚各服半瓶，服二十日。

四诊：服七宝妙灵丹不如服汤药时效果明显，大便一日一次，仍溏泻，肠鸣不适，拟甘草干姜茯苓白术汤合四神丸治之。

五诊：前方服七剂，大便每日一次，已成软粪，肠鸣止，食欲强，拟用丸方收功。

每日早服四神丸三钱，晚临卧服附子理中丸一丸。（《施今墨医案·内科病案》）

姚男，四十三岁。

时届仲夏，贪食冷物，昨晚露宿院中，夜间骤然腹痛如绞，遂即洞泻，由晨至午如厕七次之多，畏冷身热，全身乏力。舌苔

82

白厚，脉象濡数。

苏梗钱半，苍术炭二钱，益元散三钱、炒车前子三钱（同布包），藿梗钱半，白术炭二钱，炒香豉三钱，桑叶二钱，紫厚朴二钱，陈皮炭三钱，炙草钱，炒薏仁五钱，葱根三枚，生姜五片。（《施今墨医案·内科病案》）

阴男，二十三岁。

患病已四年，经常大便下脓样物，腹痛重坠，屡治未效，食欲日渐不振，全身无力，时有脱肛现象，经中央人民医院检查诊断为慢性结肠炎。舌苔薄白，六脉濡弱。

炙黄芪四钱，米党参三钱，陈皮炭钱半，当归身钱半，炙升麻钱，焦薏仁七钱，醋柴胡钱半，苍术炭二钱，杭白芍三钱，晚蚕砂二钱、血余炭三钱（同布包），白术炭二钱，云苓块三钱，炙甘草钱。

二诊：前方服二剂，症与前同，未见效果，嘱以原方服四剂后再诊。

三诊：两次诊方共服六剂，已见效果，脱肛现象大为好转，体力较强，食欲亦增，大便仍有脓样物，腹仍时痛，下坠依然。

前方加厚朴钱半，葛根二钱。

四诊：又服四剂，诸症更见好转，脱肛未发，重坠之感亦消，精神旺健，食欲日增，大便间或有脓样物，腹痛也轻，要求常服方。

炙黄芪四钱，米党参三钱，云苓块二钱，苍术炭二钱，醋柴胡钱半，白术炭二钱，血余炭二钱、赤石脂三钱（同布包），杭白芍三钱，紫厚朴钱半，川黄连钱半，白薏仁四钱，炙甘草钱，陈皮炭二钱。每星期二三剂，至愈为度。（《施今墨医案·内科病案》）

于女，六十三岁。

曾患急性胃肠炎，调理不当，病转慢性。现在大便泄泻，日行七八次，腰冷胃寒，腹痛里急，心悸气短，食后则停滞腹胀，两胁不舒，食欲不振，夜寐不安，时自汗出，小便短黄，舌淡苔白，六脉沉弱。

生龙骨四钱，苍术炭二钱，生牡蛎四钱，白术炭二钱，血余炭二钱、禹余粮三钱（同布包），白通草钱半，紫厚朴钱半，浮小麦两，川杜仲三钱，米党参三钱，五味子钱半，川续断三钱，炒远志三钱，干姜炭钱半，焦薏仁七钱，炙草梢钱。

二诊：服药二剂，大便转溏，次数已减，余症均轻，仍以前方加力。

苍术炭钱，云茯苓三钱，白术炭钱，云茯神三钱，禹余粮三钱、血余炭二钱（同布包），生龙骨四钱，川续断二钱，淡干姜钱半，生牡蛎四钱，川杜仲二钱，紫厚朴钱半，五味子钱，怀山药八钱，米党参三钱，川附片二钱，炙草梢钱，荷梗一尺。

三诊：前方服四剂，见效，又因腹部受寒，便泻复作，仍遵前法加减。

云茯苓三钱，车前子三钱，苍术炭三钱，云茯神三钱，车前草三钱，白术炭三钱，肉豆蔻二钱，米党参三钱，血余炭二钱、禹余粮二钱（同布包），破故纸二钱，炒远志三钱，五味子钱，怀山药八钱，川附片二钱，干姜钱半，川厚朴钱半，吴萸二钱，草梢钱。

四诊：服药六剂极效。每日溏便一二次，小便少色黄，余症均基本消失。

车前草四钱，云茯苓三钱，血余炭二钱、晚蚕砂二钱（同布包），旱莲草四钱，云茯神三钱，厚朴花二钱，冬白术二钱，玫瑰花二钱，煨肉果二钱，吴萸钱、黄连钱（同炒），浮小麦两，炒薏仁八钱，五味子钱，炒枳壳钱半，白通草钱半，破故纸二钱，炒远志三钱，炙草梢钱。

五诊：服药十七剂，诸症悉除，拟改服丸药，常服巩固疗效。

每日早服七宝妙灵丹二十粒，晚服附子理中丸一丸。（《施今墨医案·内科病案》）

朱男，六十九岁。

病已年余，大便溏泻，每日少则一二次，多则五六次，近来食后觉胀，腹部喜热，别无其他症状。舌质淡，苔色白，六脉均沉软。

米党参三钱，干姜炭钱半，云苓块三钱，苍术炭二钱，白术炭二钱，血余炭二钱、禹余粮三钱（同布包），晚蚕砂二钱、左金丸二钱（同布包），紫厚朴钱半，怀山药八钱，御米壳四钱，焦远志三钱，炙甘草钱。

二诊：服药四剂，大便一日一次，仍溏，胃部仍胀。

前方去米壳，加壳砂仁钱半，陈皮炭二钱。

三诊：前方又服四剂，试停药二日而大便次数并未增多，已不溏泻，成为软便，疗效甚显，要求配丸方以资巩固。

怀山药二两，御米壳两，焙内金两，云苓块两，淡干姜五钱，紫厚朴五钱，广皮炭五钱，淡吴萸五钱，米党参两，川黄连五钱，川附片两，建莲肉两，血余炭两，苍术炭两，野於术两，炙甘草五钱。

共研细末，荷叶两张煎水，六神曲二两打糊共合为丸如米粒大，每日早晚各服二钱，白开水送下。

四诊：丸药服四十日，效果甚好，大便迄未溏泻，有时饮食不甚注意，腹部即感不适，大便不成条状，消化力尚弱。

前方去米壳、附片、干姜，加莲肉二两，再服一个月。（《施今墨医案·内科病案》）

◆ **便秘**

刘女，五十五岁。

便秘六七年，经常燥结，五六日一行，屡治未愈，由去冬病势加重，腹中冷，背痛，食少，食即胸满闷胀，舌淡苔薄，脉沉滞而细。

薤白头三钱，郁李仁三钱，全瓜蒌二钱，火麻仁七钱，晚蚕砂三钱、炒皂角子二钱（同布包），桃仁三钱，砂仁钱，玫瑰花二钱，杏仁二钱，蔻仁钱，厚朴花二钱，北沙参四钱，炒枳壳钱半，野於术钱半，细丹参四钱，生谷芽三钱，生麦芽三钱。

二诊：服药六剂，食欲渐增，大便好转，小溲多，背痛已轻，但饭后仍有胸腹胀之感，前方加减治之。

薤白头三钱，莱菔子二钱，全瓜蒌七钱，莱菔子三钱，代赭石四钱、旋覆花二钱（同布包），炒枳壳钱半，砂蔻仁各钱，刀豆子四钱，野於术钱半，桃李仁各三钱，苦桔梗钱半，火麻仁五钱，紫油朴钱半，焦内金三钱，北沙参四钱，广皮炭二钱。

三诊：前方连服四剂甚效，大便已趋正常，仍遵前方增损收功。

薤白头三钱，莱菔子三钱，全瓜蒌七钱，莱菔英二钱，炒皂角子三钱、晚蚕砂三钱（同布包），炒枳壳钱半，厚朴花二钱，柏子仁三钱，野於术钱半，玫瑰花二钱，火麻仁五钱，酒丹参四钱，焙内金三钱，油当归三钱。（《施今墨医案·内科病案》）

满男，四十八岁。

病已多年，铁路医院检查空腹时血糖 265mg%，尿糖（+++），诊断为糖尿病。现症：烦渴引饮，小便频数，多食善饥，日渐消瘦，身倦乏力，头晕心跳，大便微结，夜寐不实，多梦纷纭，舌苔薄白，脉数，重按不满。

生黄芪两，野党参三钱，麦冬三钱，怀山药六钱，五味子三钱，元参四钱，乌梅肉钱半，绿豆衣四钱，花粉四钱，山萸肉四钱，桑螵蛸三钱，远志三钱，何首乌五钱，云茯苓三钱，生地四钱。

二诊：前方服七剂后，烦渴解，尿次减，饮食如常，夜寐转佳，精神舒畅。空腹时血糖已降至155mg%，尿糖（＋），效不更方，前方再服七至十剂。(《施今墨医案·内科病案》)

苏男。

患慢性阑尾炎症，右腹回盲部时痛，大便秘结，腹部胀满，拟消炎止痛法。

川军炭钱半，元明粉二钱，晚蚕砂三钱、炒焦皂角子三钱（同包），杏仁、桃仁各二钱，赤白芍各五钱、醋柴胡二钱（同炒），炒黄五分，炒连钱，酒元胡二钱，丹参四钱，广皮炭三钱，薤白头二钱，台乌药钱半，炙草二钱，广木香七分，全瓜蒌六钱。

二诊：前方连服三剂，痛亦减，大便通，拟再进前法消炎止痛。

赤白芍各五钱，炙甘草二钱，白杏仁二钱，白薏仁四钱，败酱草三钱，真川连钱半，川军炭钱半，桃仁泥二钱，全瓜蒌五钱、元明粉二钱（同捣），晚蚕砂三钱、炒焦皂角子三钱（同包），干薤白二钱，莱菔子钱半（炒），莱菔英三钱（炒），广皮炭三钱，冬瓜子五钱，炒丹参、炒丹皮各二钱，条黄芩二钱。(《施今墨医案·内科病案》)

王女，六十岁。

近二三年来，大便秘结，每三五日始一行，少腹胀痛有坠感，曾服泻药，反觉不适，食不甘味，睡眠尚好，苔薄白质淡，脉沉缓，尺脉甚弱。

淡大云两，莱菔子二钱，胡桃肉两，火麻仁五钱，炒皂角子二钱、晚蚕砂三钱（同布包），莱菔英二钱，油当归四钱，紫油朴钱半，桃杏仁各二钱，柴胡钱半，苏桔梗各钱半，杭白芍三钱，炒枳壳钱半。

二诊：服药七剂，大便已通畅三次，少腹胀痛减，惟食欲欠佳，宜升清阳降浊阴。

北柴胡钱半，苦桔梗钱半，青皮炭钱半，杭白芍三钱，野於术钱半，广皮炭钱半，莱菔子二钱，大腹子二钱，紫厚朴钱半，莱菔英二钱，大腹皮二钱，炒枳壳钱半，云苓块四钱，佩兰叶二钱，焙内金三钱，杏仁泥三钱。

三诊：服药六剂，大便一日一次，已属正常，腹不胀，食欲增，拟丸方巩固。

按第一诊处方加五倍剂量，炼蜜为丸，每丸重三钱，早晚各一丸。（《施今墨医案·内科病案》）

曾女。

每十余日始大便一次，且量颇少，食欲减退，胸腹胀满，若用下剂，腹部剧痛，排便仍少，拟用润肠法。

肉苁蓉两，油当归三钱，火麻仁四钱，晚蚕砂三钱、炒焦皂角子三钱（同包），干薤白三钱，杏仁泥二钱，佩兰叶三钱，玫瑰花、代代花各钱半，川郁金钱半，生谷芽、生麦芽各三钱，生内金三钱，全瓜蒌六钱（打）。（《施今墨医案·内科病案》）

左女，四十四岁。

胸闷不思食，胃部时痛，口干不欲饮，饮后即胀，心悸气短，呕逆吐酸，大便干燥，数日一行，小便不爽，病已经年，时愈时发，痛苦异常。舌质淡红，脉象滞涩。

半夏曲二钱，代赭石四钱、旋覆花二钱（同布包），建神曲二钱，晚蚕砂三钱、炒皂角子三钱（同布包），云茯苓二钱，干薤白二钱，佛手花二钱，云茯神二钱，全瓜蒌七钱，玫瑰花二钱，姜川朴钱半，炒枳壳钱半，炒远志三钱，冬瓜子四钱，青皮炭钱半，莱菔子二钱，冬葵子四钱，陈皮炭钱半，莱菔英二钱，川郁金三钱，炙草梢钱。

二诊：服药二剂，胃疼止，大便隔日一行，胸胁苦满，呕逆吐酸仍旧，拟用前方加减之。

半夏曲二钱，云茯苓二钱，云茯神二钱，冬瓜子四钱，代赭石四钱、旋覆花二钱（同布包），建神曲二钱，莱菔子二钱，吴茱萸二分、黄连钱（同炒），冬葵子四钱，莱菔英二钱，姜川朴钱半，炒枳壳钱半，炒远志三钱，砂蔻仁各钱，川郁金三钱，苦桔梗钱半，陈柿蒂二钱，焦内金三钱，炙草梢钱。

三诊：服药三剂，收效极大，症状基本消失，有时尚觉胸闷胃胀，心悸气短，拟改丸药常服。

以二诊汤药方三倍量，共研细面，炼蜜为丸，每丸重二钱，每日早晚各服一丸。（《施今墨医案·内科病案》）

### ◆ 痢疾

杜男，二十六岁。

昨晨起发热恶寒，头晕而痛，身肢痠楚，旋即下利赤白，里急后重，日行二十余次，腹痛不欲食，小便短赤。舌苔薄白而腻，脉象浮滑。

川桂枝钱，赤白芍各二钱，银柴胡钱，炒香豉四钱，吴萸钱半、黄连钱半（同炒），蔓荆子二钱，赤茯苓三钱，煨葛根三钱，赤小豆七钱，山楂炭三钱，炒枳壳钱半，炒红曲二钱、车前子三钱（同布包），姜川朴钱半，炙草梢钱，晚蚕砂二钱、血余炭二钱（同布包）。

二诊：药服二剂，寒热晕痛已解，大便脓血减少，已成溏便，日行四五次，微感腹痛里急，小便现赤涩。着重清里化湿，消导积滞。

苍术炭二钱，赤茯苓三钱，青皮炭钱半，白术炭三钱，赤小豆二钱，赤小豆七钱，广皮炭钱半，扁豆衣二钱，炒建曲三钱，血余炭二钱、车前子三钱（同布包），酒黄芩二钱，扁豆花二钱，吴萸钱半、黄连钱半（同炒），焦薏仁五钱，川厚朴钱半，煨葛根三钱，炙草梢钱，白通草钱半，杭白芍三钱（土炒）。服二剂，愈则停诊。（《施今墨医案·内科病案》）

桂男，四十一岁。

前年曾患痢疾，因之脱肛，迄今已有两年。大便经常每日二次，溏泻兼有黏液脓样物，每便必脱肛，疼痛，时常出血。腹胀闷，不思食，舌苔黄垢，脉象沉数。

青皮炭钱半，苍术炭二钱，椿根炭三钱，炒槐米三钱，血余炭二钱、禹余粮三钱（同布包），广皮炭钱半，白术炭二钱，吴萸钱半、黄连钱半（同炒），葛根炭三钱，炒地榆二钱，焦薏仁七钱，条芩炭三钱，紫厚朴钱半，炙草梢钱，苦参三钱。

二诊：服药四剂，大见功效，大便一日一次，已无脓样溏便，胀闷消，食欲增。脱肛未效，拟补中益气汤治之。

醋柴胡钱半，黑升麻钱，杭白芍三钱，黑芥穗钱，血余炭三钱、禹余粮三钱（同布包），箭黄芪四钱，米党参三钱，野於术二钱，炒槐米三钱，广陈皮钱，炒地榆三钱，吴萸七分、黄连钱（同炒），炙草梢钱，椿根皮炭三钱，当归身钱半，焦薏仁七钱。

三诊：服药六剂，大便每日一次，服药期间脱肛只现二次，疼痛大减，食欲增强，拟用丸药巩固。

每日早服七宝妙灵丹一瓶，晚服补中益气丸三钱。(《施今墨医案·内科病案》)

纪男，四十岁。

数月前忽患阿米巴痢，经医院治愈，然仍未除净，大便日三数回，所便之粪或稀或血黏液，口干，小便如常，胃口不开，因之疲惫不堪，诊为慢性阿米巴痢。

芥菜花炭三钱，血余炭三钱、炒陈仓米三钱（同布包），阿胶珠三钱，左金丸二钱、半夏曲二钱（同布包），椿根白皮二钱，茯苓块四钱，乌梅炭钱半，广皮炭三钱，土炒於术钱半，焦薏仁四钱，诃子肉二钱（煨），赤白芍各二钱（土炒），石莲子肉、建莲子肉各三钱，炒银花四钱，山楂炭三钱，甘草梢钱。(《施今墨医案·内科病案》)

刘男，三十二岁。

患肠炎五年，经常发作，迄今未愈，半月前，病势加重，曾便出腐肉状物一块，近感食欲不振，消化不良，少腹作痛，便利红白之脓状物甚多，日行八九次，里急后重。苔薄白，舌质淡，脉象沉迟。

青皮炭钱半，赤石脂三钱、禹余粮三钱（同布包），广皮炭钱半，血余炭二钱、晚蚕砂三钱（同布包），朱茯苓二钱，苦参三钱，朱茯神二钱，苍术炭二钱，吴萸二钱、黄连钱半（同炒），米党参二钱，椿根皮四钱，煨肉果二钱，白术炭二钱，紫厚朴钱半，干姜炭钱半，五味子钱（打），破故纸二钱，炙甘草钱。引用白粳米百粒布包入煎。

二诊：药服九剂，诸症均减，但矢气甚多。饮食已复正常。

拟改服丸药收功。

每日早服附子理中丸一丸，下午服七宝妙灵丹半瓶，夜临卧服四神丸二钱。

三诊：服丸药十五天，大便日行一二次，脓血已少，希配丸药常服以巩固疗效。

苦参二两，白头翁两，川黄连两，秦皮两，禹余粮两，赤石脂二两，附片两，吴茱萸两，云苓块两，於术两，浸苍术两，椿皮炭两，干姜两，血余炭两，煨肉果两，党参三两，破故纸两，五味子两，黄柏两，石榴皮两，朱茯神两，薏仁二两（炒），炒银花两，苦桔梗两，炙甘草两。

共研末，怀山药一斤七两打糊为丸。每日早晚各服三钱，白开水送下。（《施今墨医案·内科病案》）

叶男，四十岁。

体温三十八度余，大便脓血，肚痛呃逆，下坠，小便正常，病已数日，据西医检查便中有赤痢菌。

血余炭三钱、左金丸二钱（同布包），诃子肉（煨）三钱，银花炭三钱，苦桔梗钱半，赤白芍各二钱（土炒），山楂炭三钱，焦远志三钱，姜中朴钱半，炒枳壳钱半，酒军炭钱半，半夏曲二钱、炒五谷虫三钱（同布包），白杏仁二钱，白薏仁四钱，炒香豉四钱，广皮炭三钱，甘草梢钱，鸡金炭三钱。（《施今墨医案·内科病案》）

赵男，四十二岁。

自述十二年前曾患"鸡鸣泻"，每日晨醒即急入厕，久治未愈，亦未发展。五年前返乡，吃辣椒甚多，从此大便经常带血，久治不效，后经北京第二医院诊断为阿米巴痢疾。治疗后，时轻时重。本年二月症状加剧，一日间大便曾达二三十次，里急后重，甚至腹急不可忍，矢气粪即排出。经用鸦胆子内服并煮水浣肠，大便次数减少，下血好转，但继续使用即不生效。目前，大便仍带血及黏液，日行五六次，有下坠感。舌苔薄白，六脉滑大。

白头翁二钱，秦皮二钱，椿根皮炭四钱，川黄柏二钱，黄连钱半，赤石脂四钱、血余炭二钱（同布包），干姜炭三钱，苍术炭三钱，山药八钱，破故纸二钱，石榴皮三钱，米党参三钱，阿胶珠四钱，苦参三钱，炙甘草二钱。

二诊：服药四剂，大便次数反多，日行八九次，非全脓血，兼有粪便，下坠感减轻。仍遵前法以白头翁汤、桃花汤、黄宾江之实肠丸合剂加味治之。

川黄连钱半，秦皮二钱，干姜炭三钱，白头翁二钱，赤石脂三钱、血余炭三钱（同布包），川黄柏二钱，椿根皮炭四钱，阿胶珠四钱，米党参三钱，怀山药八钱，苍术炭二钱，苦参三钱，生地炭三钱，熟地炭三钱，石榴皮三钱，炙甘草二钱。

三诊：前方服五剂，大便次数减少，日只二三次，下血色鲜，黏液甚少，大便通畅，已无下坠感，惟腰痠甚，药效渐显，法不宜变，略改药味再服。

川杜仲二钱，禹余粮三钱、赤石脂三钱（同布包），川续断二钱，吴萸钱半、黄连钱半（同炒），破故纸三钱，椿根皮炭四钱，阿胶珠四钱，五味子钱，石榴皮炭三钱，炒地榆三钱，苍术炭三钱，炒苦参三钱，生熟地炭各三钱，米党参三钱，炙甘草二钱。

四诊：药服五剂，其间有两日大便无脓血，正常粪便，为五年以来从未有之佳象，遂又再服五剂，大便每日只一二次，有时稍带黏液及血，要求配丸药，返乡常服。

以第三诊处方，加四倍量研细末，山药一斤二两打糊为丸，每日早晚各服三钱，白开水送。

五诊：患者由西安来信云：服丸药五十日很见好，现已工作，大便每日一二次，软便居多，时尚微量出血，曾在西安医院多次检验大便，未见阿米巴原虫。复信，除再配一料丸药外，另附一汤剂方作补充用。

黑升麻钱，炙黄芪七钱，椿根皮炭四钱，黑芥穗二钱，土炒白术三钱，生熟地炭各五钱，苦参三钱，禹余粮三钱、石脂三钱（同布包），阿胶珠四钱，血余炭三钱、晚蚕砂三钱（同布包），炒地榆三钱，当归身二钱，炙甘草三钱，秦皮二钱，石榴皮三钱，仙鹤草炭五钱。（《施今墨医案·内科病案》）

### ◆ 胁痛

李男，四十三岁。

曾 1938 年右胁间发生刺痛，以后又患过肠伤寒、回归热、恶性疟疾等病。1943 年右肋骨间逐渐形成如鸡蛋大之肿块，西医诊断为良性肿瘤。当年已行手术剥除，但长期感觉肝区压痛。于 1950 年经某医院诊断为肝硬变。麝香草酚浊度试验 20 单位。1953 年转回北京，由铁路医院诊断为肝硬变兼慢性胆囊炎。经治疗未见好转，肝区压痛日渐增剧，近来每日发寒热如疟疾状，舌苔薄白，脉象弦数。

赤白芍各二钱，酒黄芩二钱，米党参三钱，醋柴胡二钱，酒黄连钱，郁金三钱，冬瓜子两，炙黄芪五钱，白杏仁二钱，车前子三钱，晚蚕砂三钱、炒皂角子三钱（同布包），代赭石五钱、旋覆花二钱（同布包），车前草三钱，清半夏二钱，当归身二钱，苦桔梗钱半，炙草梢钱。

二诊：服药五剂，仍发寒热如疟疾，每日发作七八小时。舌苔边白中黄而厚。

川桂枝钱半，车前草四钱，白苇根五钱，醋柴胡钱半，旱莲草四钱，白茅根五钱，煨草果钱半，赤白芍各三钱，黄常山钱半，野党参三钱，生石膏四钱，炒建曲三钱，肥知母二钱（米炒），炙草梢二钱，清半夏三钱，何首乌三钱，生鳖甲五钱，酒黄芩二钱，酒黄柏二钱。

三诊：服前药一剂即不发冷，体温下降至三十七度。连服三剂后，寒热全无，体温正常，颜面苍黄无神，有时鼻衄。

鲜生地五钱，生龙齿三钱，草决明三钱，鲜茅根五钱，生牡蛎三钱，石决明七钱，苍耳子二钱，苦桔梗钱半，南白薇二钱，白蒺藜四钱，川郁金三钱，炒杏仁二钱，川厚朴花二钱，陈橘红钱半，朱茯神三钱，玫瑰花二钱，陈橘络钱半，朱寸冬三钱，野於术钱半，炒枳壳钱半，酒黄连钱，酒黄芩三钱。

四诊：服药八剂，神气好转，鼻衄已愈，睡眠梦多。

川桂枝钱，生牡蛎三钱、生龙骨三钱（同布包，先煎），代赭石三钱、旋覆花二钱（同布包），杭白芍三钱，冬瓜子两（打），南白薇二钱，白蒺藜四钱，酸枣仁四钱（生炒各半），炒远志三钱，米党参三钱，炙黄芪五钱，酒丹参五钱，酒当归二钱，广皮炭二钱，佩兰叶三钱。

五诊：又服十剂，病情稳定，预防肝胆炎复发，改为常方。

北柴胡钱半，酒黄芩三钱，酒黄连钱半，火麻仁五钱，炒皂角子二钱、晚蚕砂三钱（同布包），赤白芍各二钱，广郁金三钱，炙草梢钱，车前草四钱，冬瓜子八钱，旱莲草四钱，冬葵子四钱，盐黄柏二钱，桃杏仁各二钱，滑石块八钱、瓦楞子两（同打，先煎），炒枳壳钱半，代赭石五钱、旋覆花二钱（同布包，先煎），盐知母二钱，建神曲二钱，紫厚朴钱半，半夏曲二钱。

六诊：前方每周服三剂，连用半年，全身症状消减，惟肝部

95

压痛如旧。暂用利胆道、化坚结、通大便兼以安眠药物治疗。

生牡蛎五钱、瓦楞子两（同布包，先煎），代赭石五钱、旋覆花二钱（同布包），晚蚕砂三钱、炒焦皂角子三钱（同布包），火麻仁五钱，酒黄连钱半，醋柴胡钱半，郁李仁三钱，酒黄芩三钱，杭白芍三钱，桃杏仁各二钱，朱茯神二钱，生栀仁二钱，北秫米四钱（布包），朱寸冬二钱，生枣仁四钱，紫石英四钱，鲜生地三钱，炒枳壳二钱，紫贝齿四钱，鲜石斛三钱，川郁金三钱，磁朱丸二钱（布包）。另加：当归龙荟丸三钱，每晚服一次。

七诊：服药十数剂，大便正常，睡眠好，肝部压痛如旧，长期有轻度黄疸症，兼腰痛。

生牡蛎五钱（布包，先煎），海浮石三钱，川杜仲二钱，瓦楞子两（布包，先煎），滑石块六钱，川续断二钱，茵陈蒿三钱，北柴胡钱半，川郁金三钱，炒栀子二钱，赤白芍各二钱，荆三棱二钱，酒川芎钱半，炒枳壳钱半，淡苁蓉六钱，龙胆草二钱，甘草梢钱。

八诊：自1953年就诊以来，迄今已近五年，服药百余剂，病势趋向好转，此后每觉症状加重，患者自选二诊及七诊方交替服用，诸证即见减轻，惟肝区压痛逐渐增重，如大石重压之感，肝脏内部跳动如化脓状，在睡眠时不敢右侧卧压，右上肢发麻。

川桂枝钱，海浮石三钱（醋煅，包煎），桃杏仁各三钱，醋柴胡钱，瓦楞子八钱，赤白芍各二钱，云茯苓三钱，荆三棱二钱，牡丹皮三钱，法半夏三钱，蓬莪术二钱，龙胆草二钱，化橘红二钱，生鳖甲五钱，绵茵陈八钱，米党参六钱，制乳香二钱，水红花子五钱，炙甘草二钱，鲜生姜三片，大红枣三枚。

服上药千余剂后，右肋部压痛逐渐减轻，一日晨起大便时，便内混有长约寸余黄绿青三种颜色的条状物。又于十月八日中午大便时混有手掌大之圆形灰色囊状物两个半块。此物排下以后，右肋部发空，原叩诊时之浊音界已恢复正常范围，疼痛区域亦大为缩小，相隔三四天后进行灌肠，又便下一部分灰色破碎的黏膜。此后肝区压痛完全消失，再经医院检查肝功能，麝香草酚试验为4个单位，恢复正常。本案究属何病，迄未确诊。临床经过如此，仅录全案以供参考。(《施今墨医案·内科病案》)

那男，四十七岁。

前日微受感冒，昨日感冒愈而忽左右两肋隐隐作疼，伸欠时尤为疼痛，胸闷，饮食不香，是为干性肋膜炎，以通调气机、和胃止痛法。

旋覆花二钱，代赭石三钱(包)，苦桔梗钱半，炒枳壳钱半，丹参四钱(米炒)，全瓜蒌五钱(打)，佩兰叶三钱，炒萸二分，炒连八分，薤白二钱，广皮炭三钱，鸡金炭三钱，厚朴花、代代花各钱半，杏仁二钱，炒谷芽、炒麦芽各钱半，香附米二钱(炒黑)，青橘叶二钱。(《施今墨医案·内科病案》)

◆ **黄疸**

姜男，二十七岁。

半月前曾发热二日，旋即眼球皮肤发黄。在机关诊所治疗，发热虽退，黄疸未除，且现胸肋刺痛，呃逆不思食，小便深黄，大便干结，舌苔黄厚，脉弦数。

赤茯苓四钱，厚朴花二钱，北柴胡钱半，赤小豆七钱，代代花二钱，杭白芍三钱，酒黄芩三钱，川郁金三钱，薤白头三钱，清半夏三钱，焦内金三钱，全瓜蒌七钱，绿豆芽两，炒枳壳钱半，甘草梢钱半。

二诊：服四剂，大便通利，呃逆已止，黄疸稍退，食欲渐增，再遵前法增加药力。

豆黄卷两，赤小豆两，茵陈蒿两，酒黄芩二钱，柴胡钱半，广郁金三钱，酒黄连钱，赤白芍各二钱，焦内金三钱，建神曲二钱，厚朴花二钱，炒枳壳钱半，半夏曲二钱，玫瑰花二钱，野於术钱半，扁豆衣四钱。

三诊：前方连服七剂，黄疸全退，小便清长，大便通利，惟觉消化力弱，食欲尚未恢复正常。

每日早晚各服曲麦枳术丸三钱，连服十日。（《施今墨医案·内科病案》）

庞男。

发热三十八度一，头痛而晕，肤色呈黄，恶心欲呕，大便不通，胸膈满闷，食欲缺乏。

豆黄卷两，绿茵陈三钱，山栀衣钱半，川军炭钱半，炒萸二分，炒连八分，青竹茹二钱，清半夏三钱，条黄芩二钱，鲜苇根一尺，鲜茅根五钱，白通草钱半，鲜生地、大生地各三钱，赤芍药二钱，白僵蚕钱半，蔓荆子钱半，广皮炭三钱。

二诊：前方连服三剂，大便通，小便利，恶心止，头痛除，体温降至三十七度四，皮肤黄色呈淡，食欲仍未开，胸膈时满闷，拟再进前法。

豆黄卷钱，赤白芍各二钱、醋柴胡钱半（同炒），茵陈蒿三钱，山栀衣钱半，川军炭钱半，白茅根四钱，鲜生地、大生地各三钱，清半夏三钱，条黄芩三钱，苦桔梗钱半，炒枳壳钱半，白杏仁二钱（炒），干薤白二钱，川厚朴花、代代花各钱半，广皮炭三钱，炙草梢钱，益元散三钱、车前子三钱（同包）。

三诊：前方又服三剂，二便均极通利，胸膈畅快，食欲渐开，体温正常，皮肤黄色退降。

豆黄卷六钱，杭白芍三钱、醋柴胡钱半（同炒），绿茵陈三钱，山栀衣钱半，六神曲、半夏曲各二钱，条黄芩二钱，佩兰叶三钱，厚朴花、代代花各钱半，生谷芽、生麦芽各三钱，广皮炭三钱，苦桔梗钱半，炒枳壳钱半，白杏仁二钱，干薤白二钱，炙甘草五分。

四诊：前方又服二剂，诸症大减，拟用丸药全功。

每日早服香砂六君子丸三钱，夜临卧服加味保和丸、加味逍遥丸各钱半，均用白开水送，可服半月。（《施今墨医案·内科病案》）

◆ **头痛**

邸男，二十四岁。

患神经衰弱已数年，头痛不能看书，睡眠不实，多梦。近半年来腰痠，易倦，经常遗泄，舌苔正常，六脉软大微数。

刺猬皮两（煅），白蒺藜二两，珍珠母两，生牡蛎两，石莲肉两，炒远志两，柏子仁两，生龙骨两，制首乌两，龙眼肉两，桑螵蛸两，川杜仲两，紫贝齿两，五味子五钱，五倍子五钱，肥知母两，金樱子四两，黄柏皮两，粉丹皮两，益智仁五钱，缩砂仁五钱，鹿角胶两（另烊兑入），酸枣仁两，朱茯神两，炙甘草两。共研细末，蜜丸如小梧桐子大。早晚各服三钱，白开水送服。

二诊：服丸药三个月，诸症均见好转，但遗精尚未痊愈。再用丸方，以收全功。

黄菊花两，刺猬皮二两，生龙骨二两，石决明二两，白蒺藜二两，石莲肉两，生牡蛎两，五味子五钱，五倍子五钱，制首乌两，枸杞子二两，桑螵蛸两，酸枣仁二两，紫贝齿两，缩砂仁五钱，益智仁二两，朱茯神两，鹿角胶两（另烊兑入），川黄柏两，节菖蒲两，粉丹皮两，白莲须两，肥知母两，炙甘草两。

共研细末，金樱子膏一斤六两，炼蜜一斤四两合为丸，如小梧桐子大。每日早晚各服三钱，白开水送下。

鹿茸片两，紫河车二两，龙骨二两，珍珠母二两，蛇床子两，刺猬皮两，海参二两，砂仁五钱，益智仁五钱，仙灵脾二两，鹿衔草二两，仙茅二两，菟丝子二两，五味子两，覆盆子两，大熟地二两，巴戟天两，阳起石两，阿胶二两，白蒺藜二两，甘枸杞二两，车前子两，山萸肉二两，炙甘草钱。

共研细末，怀山药二斤打糊为丸，如小梧桐子大。每日早晚各服二钱，本方可服一百四十日，服药期间注意遗精节欲，并应练习体操或练太极拳，以助气血活畅。（《施今墨医案·遗精》）

傅女，二十二岁。

病已年余，始于用脑过度，头痛而胀，尤以头后为甚。心跳气短，急躁易怒，大便数日一解，全身乏力，月经不调，量少色淡，面色贫血，舌苔薄白，脉象沉软。

柏子仁三钱，炒远志三钱，油当归三钱，壳砂仁钱半，生熟地各二钱，紫贝齿三钱、紫石英三钱（同布包，先煎），北细辛五分，何首乌四钱，炙黄芪三钱，白蒺藜五钱，鹿角胶二钱（另烊兑服），火麻仁五钱，酒川芎钱半，蔓荆子钱半，黄菊花三钱，杭白芍三钱，醋柴胡钱半，炙甘草钱。

二诊：服药三剂，头胀痛减轻，精神稍好，用脑多时即烦急易怒，心跳气短，大便已解但不畅，前方去黄芪，加白薇二钱。

三诊：去年连诊二次，服药有效，但因出差，年余始返北京。现仍头痛发胀，性情急，厌烦嚣，喜独处，恶音声。大便不畅，食欲不振。

生龙骨三钱，朱茯神三钱，生牡蛎三钱，朱寸冬二钱，紫贝齿三钱、紫石英三钱（同布包，先煎），厚朴花钱半，月季花二钱，旋覆花钱半、代赭石三钱（同布包），玫瑰花钱半，代代花二钱，火麻仁三钱，炙甘草钱。

四诊：前方服五剂，除食欲增加之外，效不甚显，余症如旧，又增睡眠不佳，每夜只能睡四五小时。

醋柴胡钱半，生赭石三钱、旋覆花二钱（同布包），生牡蛎三钱、生龙骨三钱（同布包，先煎），杭白芍三钱，油当归三钱，酒川芎钱半，火麻仁四钱，炙甘草钱，春砂仁钱半，北细辛五分，生熟地各二钱，青皮炭钱半，陈广皮钱半，全瓜蒌六钱，薤白头三钱，磁朱丸二钱、秫米四钱（同布包）。

五诊：服药六剂，睡眠好转，心神安宁，不甚烦急，大便通畅，食欲增加，惟头痛未减。

白蒺藜四钱，黄菊花三钱，香白芷钱，云茯苓三钱，陈橘红钱半，生牡蛎三钱、生龙骨三钱（同布包，先煎），云茯神三钱，陈橘络钱半，酒川芎钱半，冬桑叶二钱，炒远志二钱。

六诊：前方服药八剂，头痛见好，又因出差一个多月，未能继续治疗，头痛又复如前，大便也不通畅，四肢痠麻。

冬桑叶二钱，桑寄生六钱，沙蒺藜三钱，朱茯神三钱，生牡蛎四钱、生龙骨四钱（同布包，先煎），炒远志二钱，紫贝齿三钱、紫石英三钱（同布包，先煎），白蒺藜三钱，朱寸冬三钱，酒川芎钱半，油当归三钱，火麻仁五钱，酒军炭钱。

七诊：连服十剂，症状都已减轻，除过劳时头痛心跳之外，一切接近正常。

六诊处方之剂量加两倍，再加柏子仁、酸枣仁各两，共为细末，炼蜜为丸，每丸重三钱，早晚各服一丸，白开水送服。（《施今墨医案·内科病案》）

郭女，二十余岁。

素患头痛症，位于左太阳穴处，痛时颜面苍白，多汗，数小时后痛渐消失，而眩晕，耳鸣，眼华闪发，精神倦怠。拟用止痛、安神、活血、通络法。

紫石英五钱、紫贝齿八钱（同包），酒川芎钱半，白僵蚕钱半（炒），苦丁茶钱，蔓荆子钱半，茺蔚子二钱，黄菊花二钱，明天麻钱半，双钩藤二钱，首乌藤五钱，白蒺藜五钱，霜桑叶二钱，酒当归三钱，大生地三钱、细辛三分（同捣），奎白芍五钱。

二诊：前方连服二剂，疼痛时间已较先短少，而眼华闪发、眩晕耳鸣尚未见效，拟再进前法，增加药力。

紫石英五钱、紫贝齿八钱（同包），石决明两，草决明三钱，大生地三钱、细辛五分（同捣），首乌藤五钱，白蒺藜五钱，茺蔚子三钱（酒炒），白僵蚕二钱（炒），酒地龙二钱，蝉退衣钱半，明玳瑁三钱，明天麻钱半，苦丁茶钱，双钩藤二钱，酒川芎钱半，霜桑叶二钱。

外用活蝎一枚，皂角子同等分，合捣如泥贴患处。

三诊：前方服两剂后，疼痛大减，故又连服二剂，先后共服四剂矣，每日只有时微痛，眩晕亦减，精神转佳，拟用膏方收功。

紫石英二两，灵磁石二两，石决明三两，首乌藤二两，白蒺藜二两，明天麻两，明玳瑁两，酒地龙两，北细辛五钱，大生地两，酒川芎两，茺蔚子二两，白僵蚕两，双钩藤两，苦丁茶三钱，当归身两，奎白芍二两，青连翘两，蔓荆子两，甘菊花两。

共入大铜锅内，煮极透烂，取汁去渣，收为膏。每日早晚各服一茶匙，白开水冲。（《施今墨医案·内科病案》）

刘女，三十岁。

睡卧当风，恶寒发热已二日，头痛如裂，周身痠楚，恶心呕吐，不思饮食，舌苔薄白，六脉浮紧。

杭白芍三钱、桂枝钱（同炒），蔓荆子二钱（炒），川羌活钱，白僵蚕钱半，薄荷梗钱半，酒川芎钱半，白蒺藜四钱，嫩桑枝八钱，香白芷钱半，冬桑叶三钱，龙胆草钱半，炙甘草钱，淡吴萸钱半（川连水炒），大红枣三枚，鲜生姜三片。

二诊：药服四剂，寒热已退，头痛大减，呕吐亦止，仍觉周身酸楚，大便四日未下。

杭白芍三钱、桂枝钱（同炒），嫩桑枝六钱，酒川芎钱半（酒炒），桑寄生六钱，香白芷钱半，蔓荆子二钱，晚蚕砂三钱、炒皂角子三钱（同布包），明天麻钱半，薄荷梗钱半，火麻仁五钱，炒枳壳钱半，炙甘草钱，佩兰叶三钱。（《施今墨医案·内科病案》）

姒女，四十余岁。

头痛而晕，面色苍白，精神倦怠，眼华闪发，嗜眠，耳鸣，脉小而缓，脑贫血症。

紫石英五钱、紫贝齿八钱（同布包），鹿角胶二钱，首乌藤五钱，白蒺藜四钱，东白薇二钱，明玳瑁三钱，石决明八钱，草决明三钱，黄菊花三钱，明天麻钱半，酒川芎钱半，当归身二钱，奎白芍三钱，青连翘三钱，大生地、大熟地各三钱，焦远志三钱。

二诊：连服二剂，头部痛晕均减，精神亦佳，惟耳仍时鸣，拟再进前法。

紫石英五钱、紫贝齿八钱（同包），石决明八钱，草决明三钱，蝉退衣钱半，生熟地各三钱、细辛二分（同捣），夜交藤五钱，白蒺藜四钱，白僵蚕钱半，龙井茶钱，青连翘三钱，黄菊花三钱，明玳瑁三钱，鹿角胶二钱，酒川芎钱半，奎白芍三钱，酒当归三钱。

三诊：前方连服四剂，诸症大减，拟用膏滋方根除。

紫石英二两，紫贝齿二两，灵磁石二两，明玳瑁两，明天麻五钱，首乌藤两，白蒺藜两，桑椹子两，女贞子两，花旗参两，焦远志两，陈阿胶两，鹿角胶两，东白薇五钱，生熟地各两，当归身两，奎白芍两，黄菊花两，青连翘两，炙甘草五钱。

上药先煮金石品于大铜锅内，约三四小时后，再入草木品，煮极透烂，布拧取汁去渣，兑入二胶共收为膏，每日早晚各服一匙，白开水冲服。（《施今墨医案·内科病案》）

吴男，年四十八岁。

头痛眩晕，颜面潮红，耳鸣心跳，脉搏强大，两脚亦冷，有时麻木，大便秘结，血压百六十五度，脑血压高充血症。

紫石英五钱、灵磁石八钱（同布包），金狗脊六钱（去毛），怀牛膝四钱，双钩藤二钱，首乌藤钱半，白蒺藜五钱，龙胆草七分（酒炒），酒川军钱半，全瓜蒌六钱、风化硝钱（同捣不去），焦远志三钱，桑寄生八钱，白僵蚕钱半（炒），盐地龙三钱，条黄芩三钱。

二诊：大便已通，诸症奏效，再进前方，加重药力。

怀牛膝五钱，首乌藤五钱，双钩藤三钱，龙胆草钱（酒炒），宣木瓜二钱，桑寄生八钱，金狗脊六钱（去毛），生白果（连皮打，十枚），条黄芩三钱，白蒺藜五钱，盐地龙二钱，白僵蚕（炒）钱半，酒川军钱半，全瓜蒌六钱、风化硝钱（同捣），焦远志三钱，花旗参钱半，新青铅两（锤扁），灵磁石两，紫石英两，西瓜子仁二两（煮汤代水煎药）。

三诊：前方连服十剂，血压由一百六十五度降至一百四十度，头已不痛，惟有时眩晕，两脚已不麻木，大便通畅，精神亦佳，拟用常服方，每星期服二剂，可望血压渐复如常。

紫石英两、灵磁石两（同布包），怀牛膝四钱，龙胆草钱，条黄芩三钱，嫩桑枝两，酒地龙二钱，白僵蚕钱半，酒军炭钱半，金狗脊六钱（去毛），蝉退衣钱半，焦远志三钱，花旗参钱半，朱茯神三钱，首乌藤五钱，白蒺藜五钱，双钩藤三钱，东白薇二钱，薤白头三钱。（《施今墨医案·内科病案》）

邢男，十九岁。

性情粗暴，极易发怒，在高小读书时用脑过度，入中学后，功课愈繁，急躁易怒更甚，与同学多不能合，时感头昏、后头痛，一年前曾在北大医院治疗月余已见好。最近两月以来，后头痛又作。曾去协和医院精神科检查未确诊断。现症为晚间睡前后头痛最甚，急躁忧虑，情绪不佳，容易发怒，头发脱落，不能读书，稍一用脑即头痛不适，睡眠多梦，饮食二便尚好。舌苔黄，脉象弦疾。

龙胆草钱半，黄菊花三钱，苦丁茶钱半，酒川芎钱半（酒炒），东白薇钱半，白蒺藜四钱，生龙骨三钱，草决明三钱，生熟地各二钱，生牡蛎三钱，石决明七钱，北细辛钱，白僵蚕钱半，鹿角胶二钱，黑芝麻七钱，霜桑叶三钱，三角胡麻四钱。

二诊：服药三剂，效果未显，只是部位有下移至颈部之势。

再宗前法加羌活钱，独活五分，蔓荆子钱半，茺蔚子二钱，去三角胡麻、苦丁茶。

三诊：前方先服四剂，已然见效，头颈疼痛有所减轻，曾电询可否再服。嘱其效不更方，再服四剂，前后共服八剂，深感数月以来，未有如是之舒畅，后头痛已大减，但未全止。小便黄，大便干，腰觉酸楚。脉稍弦已不疾，尺脉沉而无力。

龙胆草钱半（酒炒），黄菊花三钱，蔓荆子钱（炒），酒黄芩二钱，酒黄柏二钱，酒川芎钱半，白蒺藜五钱，川杜仲三钱，沙蒺藜三钱，川续断三钱，生熟地各三钱，晚蚕砂三钱、炒皂角子三钱（同布包），北细辛钱，生龙骨三钱、生牡蛎三钱（同先煎）。

四诊：前方仍服八剂，头痛已愈，但有时头昏，睡眠仍有梦，已能看书，自觉精神畅快，偶然尚发急躁，于三诊方中，加天麻钱半，再服八剂。

五诊：服药后诸症逐渐消减，目前只觉全身乏力，拟服丸药收功。

四诊：原方，将剂量加两倍，共为细末，炼蜜为丸，每丸重三钱，早晚各服一丸，白开水送服。（《施今墨医案·内科病案》）

余女，二十六岁。

病已两月，初起为头晕，神倦无力，嗣后转为头痛，多在枕部，连及右太阳穴、右眼，逐渐加剧。入院检查，诊断为结核性脑膜炎。最近一周，寒热交作，神志不清，时作谵语，手抖战，恶心、呕吐、不思食，咳嗽有绿色痰，大便干结，舌苔黄腻，脉细数。

龙胆草钱半，姜竹茹二钱，白蒺藜四钱，生龙骨四钱，化橘红钱半，生牡蛎四钱，广橘络钱半，制酒当归三钱，代赭石三钱、旋覆花二钱（同布包），黄菊花三钱，白茅根四钱，白苇根四钱，怀牛膝三钱。

二诊：前方服四剂，寒热减，神志较前清楚，已能自己翻身转动，大便仍未下，头痛如故，腹胀不适。

龙胆草钱半，鲜生地二钱，酒川芎钱半，酒当归二钱，代赭石三钱、旋覆花二钱（同布包），鲜石斛二钱，白蒺藜四钱，东白薇二钱，节菖蒲钱半，火麻仁五钱，生龙骨四钱、生牡蛎四钱（同布包），莱菔英钱半，莱菔子钱半，炒焦皂角子三钱、晚蚕砂三钱（同布包）。

三诊：药服三剂，寒热已退，神志更现清楚，不作谵语，头痛、目疼减轻，唯大便仍未解，腹胀痛，嘱服中药外，可予灌肠，前方再服三剂。

四诊：服药及灌肠后，大便已下，神志清楚，手抖战已止，头痛、目疼大为减轻，食欲渐增。

草决明三钱，石决明七钱，龙胆草钱半，夏枯草三钱，生牡蛎四钱、生龙骨四钱（同布包），代赭石三钱、旋覆花二钱（同布包），白蒺藜四钱，化橘红钱半，桃杏仁各二钱，晚蚕砂三钱、炒焦皂角子三钱（同布包），广橘络钱半，炒枳壳钱半，炒枳实钱半，鲜生地三钱，酒川芎钱半，怀牛膝三钱，鲜茅根三钱，清半夏二钱。

五诊：前方服十剂，病情日见好转，头痛目疼已不显著，有时只觉如窜走样轻痛，大便每日一次，渐能下地行走。

前方去鲜生地、鲜茅根，再服十剂。（《施今墨医案·内科病案》）

祝男，四十二岁。

解放前经商，生活无保障，思虑焦急，日久则生胃病，最怕寒凉。继而头痛，自觉如戴重盔之沉闷，屡经检查均为神经衰弱。服镇静剂，初则有效，后即失去作用。解放后生活无虑，夙疾未除，又添加左鼻孔阻塞不适。舌质淡，苔薄白，脉象沉缓。

吴茱萸二钱，蔓荆子二钱，苦桔梗钱半，清半夏二钱（黄连水炒），白僵蚕钱半（炒），白蒺藜四钱，生姜渣三钱，辛夷花钱半，北细辛钱，酒当归二钱，酒川芎钱半，生熟地各三钱。

二诊：服药四剂，头痛变为隔日发作一次，鼻塞时通时阻，服药感觉舒服，睡眠好，食量增。

前方加白杏仁二钱以通肺气，米党参三钱以振脾阳。

三诊：连服五剂，诸症均减，已无沉闷之感，头又抽痛。

前方加全蝎钱半。

四诊：前方连服四剂，头痛未作，鼻塞已通，前方加白附子二钱，仿牵正散意以治抽痛，巩固疗效，嘱每周服二剂。（《施今墨医案·内科病案》）

◆ **眩晕**

陈女，三十八岁。

病已匝年，主要症状为头时晕痛，失眠，精神不振，心烦怕吵。屡经治疗，时轻时重，经北京医院检查血压190/120毫米汞柱。近日来上述诸病症均感加甚，又有恶心、易于出汗现象，月经量少，脉弦上溢鱼际，尺弱。

紫石英六钱、灵磁石六钱（同打先煎），旋覆花二钱、代赭石五钱（同布包），炒远志二钱，蟹化石两（打碎先煎），云苓神各三钱，白蒺藜四钱，川牛膝五钱，熟枣仁四钱，半夏曲四钱，玫瑰花钱半，厚朴花钱半，东白薇二钱，谷麦芽各三钱。

二诊：前方连服九剂，血压172/110毫米汞柱，较诸前时已有下降之势，症状均有所减轻，病属慢性，拟服丸药，以观其效。仍按原方，将剂量加一倍，研细末，为蜜丸，每丸重三钱，早晚各服一丸，白开水送服。

三诊：服丸药一个月，情况甚好，诸症大为减轻。睡眠可达五六小时，精神甚佳，已不心烦，据检血压160/100毫米汞柱。

夏枯草三钱，生龙骨四钱，生牡蛎四钱，云苓神各三钱，蟹化石七钱（打碎先煎），灵磁石六钱、紫石英六钱（同打，布包），白蒺藜四钱，炒远志三钱，鹿角霜三钱，橘红络钱半。

四诊：前方连服二十剂，除觉乏力口干之外，诸症若失。血压为140/100毫米汞柱。病邪已退，正气未复，拟用强心补血巩固疗效。

夏枯草三钱，白蒺藜四钱，蟹化石两（打碎先煎），朱寸冬三钱，朱茯神三钱，远志肉三钱，金石斛二钱，鲜石斛二钱，黄菊花三钱，东白薇二钱，大生地二钱，鲜生地二钱，西洋参钱半（另炖兑服），陈阿胶三钱（另烊兑服），鹿角胶二钱（另烊兑服）。

五诊：前方连服二十剂，检查血压130/90毫米汞柱，已趋正常，仍将上方去鲜石斛、鲜生地，加龟胶七钱，除三胶另兑服外，其余诸药共研细末，炼蜜为丸，每丸重三钱，早晚各服一丸，白开水送服。（《施今墨医案·内科病案》）

陈男，三十七岁。

前两年由于工作繁重，日久体力不支，头晕、耳鸣、睡眠不实，乱梦纷纭。继发梦遗、早泄，虽经治疗，迄未少效，病情日重，头晕痛，腰痠楚，更现阳痿之症，记忆减退，思维难于集中，闭目即现乱梦。或彻夜不能入睡。曾住疗养院治疗，亦未见效，精神萎靡，面色无华，舌质淡，薄有苔。

五味子钱，沙蒺藜三钱，五倍子钱，白蒺藜三钱，生牡蛎三钱、生龙骨三钱（同布包），菟丝子三钱，覆盆子三钱，东白薇二钱，破故纸二钱，女贞子三钱，制首乌三钱，炙甘草钱，生白果十二枚（连皮打）。

二诊：药服九剂，精神见好，能睡四五小时，乱梦也少，服汤药不便，要求配丸药服用。

破故纸二两，紫贝齿两，生龙骨两，生牡蛎两，蛇床子两，大熟地两，枸杞子两，菟丝子两，覆盆子两，车前子两，五味子五钱，五倍子两，巴戟天两，仙灵脾两，鹿衔草两，制首乌两，紫河车两，朱茯神两，炒远志两，节菖蒲五钱，蝉退衣五钱，炙甘草两，鹿角胶两。

共研细末，金樱子膏一斤四两，炼蜜为丸如梧桐子大。每日早晚各服三钱，白开水送下。

三诊：前方配制一料半，共服四个半月，头晕、耳鸣均大减轻，尤以睡眠极效，除偶然工作过劳、看书过久影响外，平时已能熟睡八小时，梦也大为减少，体力逐渐恢复，遗精已止，阳痿尚未痊愈，希望再配丸方服用。

真鹿鞭一两，淫羊藿两，破故纸二两，生龙骨两，蛇床子两，巴戟天两，大熟地两，生牡蛎两，五味子五钱，五倍子五钱，葫芦巴两，春砂仁五钱，覆盆子两，菟丝子两，紫河车二两，北细辛五钱，山萸肉两，炒远志两，紫贝齿两，枸杞子二两，上肉桂七钱，真沉香三钱，淡大云两，炙甘草两，鹿角胶两。

共为细末，金樱子膏一斤二两，炼蜜为丸如小梧桐子大。每日早晚各服三钱，白开水送下。（《施今墨医案·内科病案》）

成女，四十二岁。

病已八年，头晕失眠，四肢麻痹，周身不宁。由于工作繁重，未能适当休息，亦未正规治疗，一直坚持工作，经常夜深始能休息，体力渐衰，烦躁易怒，精神不宁，健忘失眠，多疑多虑。近二月来，上述症状加重，不得不停止工作，专心疗养。舌胖苔白，脉数，且现脉律不整，据检心脏无病变，故难作确诊，暂先舍脉从证治之。

野百合四钱，紫贝齿四钱、青龙齿四钱（同布包），磁朱丸二钱、北秫米四钱（同布包），肥知母二钱（米炒），炙甘草三钱，浮小麦两，大红枣七枚，酒生地三钱，茯神三钱，朱寸冬三钱，酸枣仁四钱，紫河车二钱。

二诊：前方服二剂，烦躁较好，余症如旧。病已数年，只服二剂，自难显效。

前方加黄连阿胶鸡子黄汤，再服三剂。

三诊：服药后渐能入睡，但易惊醒，烦躁易怒已能控制，精神不宁，多疑多虑，则仍如旧。前方不变，再服三剂。

四诊：前方又服三剂，诸症均有所减，心神较前安定，已能安睡三小时左右，惟醒后不能再睡。

五诊：服药七剂后，精神已较安定，烦躁也已减少，仍睡不实而易醒，四肢有时发麻木。前方加桑枝五钱，桑寄生五钱，豨莶草四钱。

六诊：服药二剂，又因急怒，精神似已失常，疑虑甚大，语言重复，唠叨不绝。自觉头胀，两腿乏力，睡眠仍不实，拟甘麦大枣汤、旋覆代赭汤合生铁落饮治之。

生铁落两、紫石英七钱（同布包），朱寸冬三钱，磁朱丸二钱、北秫米四钱（同布包），朱茯神三钱，代赭石五钱，旋覆花二钱（布包），野百合四钱，酸枣仁四钱，夏枯草三钱，紫河车三钱，浮小麦两，炙甘草二钱，功劳叶四钱，大红枣七枚。

七诊：前方连服五剂，精神又趋安定，但心烦殊甚，口苦口干，为胆热之象，仿陈修园意，千金温胆汤去生姜合秫米半夏汤治之。

淡竹茹三钱，霞天曲二钱，淡竹叶三钱，半夏曲二钱，北秫米四钱、磁朱丸二钱（同布包），化橘红钱半，炒枳实钱半，鲜生地三钱，东白薇二钱，鲜石斛二钱，金石斛二钱，白蒺藜四钱，炙甘草钱。

八诊：服前方六剂，烦躁渐好，但有时仍难控制。初服前方时睡眠甚好，以后又不见佳。

前方加生龙齿四钱，生牡蛎四钱。

九诊：服药三剂，忽受感冒，咳嗽痰多。暂用解表清宣肺方治之。处方从略。

十诊：服药二剂，感冒仍未痊愈，仍治感冒咳嗽。处方从略。

十一诊：自感冒后原病又发，烦躁不宁，睡眠不安，食欲也大减退，胸闷而胀，大便不畅，四肢麻木。

金石斛三钱，朱茯神三钱，鲜石斛三钱，朱寸冬三钱，北秫米四钱、半夏曲三钱（同布包），嫩桑枝四钱，桑寄生四钱，豨莶草四钱，野於术钱半，北沙参三钱，广皮炭二钱，绿萼梅三钱，炒远志三钱，酸枣仁五钱，厚朴花二钱，莱菔英二钱，玫瑰花二钱，莱菔子二钱。

十二诊：服药三剂，胸间闷胀较好，有时恶心，食欲不振，烦躁口苦，睡眠易醒，大便已通畅。

前方去莱菔子、莱菔英、绿萼梅，加鲜菖蒲、鲜佩兰、鲜藿香、竹茹各三钱。

十三诊：服药三剂，食欲好转，消化力弱，仍烦躁，睡不实。

枳实炭钱半，淡竹茹三钱，广皮炭二钱，白蒺藜三钱，北沙参三钱，野於术钱半，朱茯神三钱，朱寸冬三钱，半夏曲三钱、北秫米四钱（同布包），川郁金三钱，磁朱丸二钱、珍珠母七钱（同布包），炒远志三钱，炙甘草三分。

十四诊：服前方五剂，诸症均减，睡眠较实，纳食亦佳，患者拟回原籍休养，要求改服丸方。每日早服神经衰弱丸二十粒，下午服牛黄清心丸一丸。服一个月。

十五诊：返乡服丸药情况很好，烦躁减，睡亦安，来京途中，劳累受热，咽痛，饮食无味，大便干。暂用清热和胃法治之。处方从略。

十六诊、十七诊均为暂用方，故从略。

十八诊：咽痛已愈，食欲欠佳，自汗殊甚，又现烦躁，睡眠不安。拟玉屏风散加味治之。

炙黄芪七钱，野於术二钱，炒防风钱半，炒远志三钱，宣木瓜三钱，浮小麦两，当归身钱，夜合花三钱，酸枣仁四钱，酒黄芩二钱，朱茯神三钱，乌梅炭钱半，酒黄连钱，朱寸冬三钱。

十九诊：服前方六剂，汗已少，睡眠也较前安定，但连日腹泻，小便少，体倦无力，食欲不佳，阳虚自汗，脾虚便溏，拟补中健脾法。

台党参三钱，野於术二钱，紫油朴钱，云茯苓三钱，车前草三钱，生牡蛎四钱，云茯神三钱，旱莲草三钱，生龙骨四钱，炒建曲二钱，焦内金三钱，诃子皮三钱（煨），炒远志三钱，酸枣仁四钱，浮小麦两，甘草梢钱。

二十诊：服前方四剂，腹泻、自汗均颇见好，睡眠亦甚安稳，食欲增加，精神遂健，时届炎暑，停药两月，近日来燥热之感又复出现，咽痛、口干，睡后干渴致醒，小溲短少，脉象濡数，左寸独盛，心火甚炽之象。拟加祛暑清热之品治之。

鲜生地三钱，忍冬花三钱，鲜佩兰三钱，鲜石斛三钱，忍冬藤三钱，鲜菖蒲二钱，酒元参三钱，山栀花二钱，浮小麦两，益元散四钱、车前子三钱（同布包），生牡蛎四钱、生龙骨四钱（同布包），川郁金三钱，磁朱丸三钱、北秫米四钱（同布包），酒黄芩二钱，酒黄连二钱，炒远志三钱，酸枣仁四钱。

二十一诊：前方服药四剂，咽痛、口干均已见好，停药月余，睡眠基本好转，但不巩固，看书稍多或精神紧张时睡眠即不安稳，睡不好即头晕、全身无力，要求开常服方，巩固疗效，恢复体力。

台党参四钱，野於术二钱，紫河车二钱，炒远志三钱，首乌藤五钱，白蒺藜三钱，陈广皮二钱，清半夏三钱，炙甘草钱，紫石英五钱，朱寸冬三钱，鹿角胶二钱（另烊化兑服），紫贝齿五

钱，朱茯神三钱。（《施今墨医案·内科病案》）

孔男，三十余岁。

头晕目眩数日一发，甚或一日数发，以致不能披阅书报，便秘，微呃，眼胀耳鸣。

紫石英五钱、紫贝齿八钱（同包），冬青子三钱，桑椹子三钱，焦远志三钱，云茯神三钱，旋覆花钱半、代赭石四钱（同包），半夏曲三钱、磁朱丸三钱（同包），夏枯草钱半，晚蚕砂三钱、炒焦皂角子三钱（同包），东白薇二钱，白蒺藜五钱，白僵蚕钱半（炒），炒枳壳钱半，苦桔梗钱半，紫丹参五钱（米炒），明天麻钱半，黄菊花二钱。

二诊：服药后稍佳，惟此非数剂可愈之症，劝令照方多服，又拟一丸方，俾其常服。

每日早服杞菊地黄丸三钱，夜临卧服天王补心丹三钱，均用白开水送。（《施今墨医案·内科病案》）

张女，五十四岁。

平时喜进膏腴，体态素丰。年及五旬时，经水闭止，逐渐发现头晕，耳鸣、心跳、气促。经医院检查血压为180～210/100～120毫米汞柱。三年来屡经治疗，时轻时重，血压迄未降至正常。近数月来，除上述症状外，又添鼻衄，有时周身窜痛，胸间堵闷，性情急躁，饮食减退，大便干结，数日一次，舌苔黄垢，脉象寸关弦数有力。

条黄芩二钱，川黄连钱，生石膏六钱，酒川军钱半，鲜生地三钱，大生地二钱，山栀子二钱，龙胆草钱半，旋覆花二钱、代赭石四钱（同布包），东白薇二钱，怀牛膝四钱，白蒺藜三钱，沙蒺藜三钱，代代花钱半，厚朴花钱半，川郁金二钱。

二诊：前方连服三剂，大便已通畅，鼻衄未发，头晕、胸闷均已减轻，耳鸣心跳仍存。血压 180/110 毫米汞柱，仍照前法略作调整。

酒黄芩二钱，灵磁石七钱、紫石英七钱（同打，布包先煎），旋覆花二钱、代赭石四钱（同布包），大生地二钱，鲜生地二钱，炒山栀二钱，酒黄连钱，龙胆草钱半，怀牛膝四钱，白茅根六钱，东白薇二钱，沙蒺藜三钱，厚朴花二钱，佛手花二钱，炒远志二钱，黄菊花三钱。

三诊：前方连服七剂，鼻衄未发，头晕耳鸣均甚见轻，食欲渐开，胸间不闷，大便亦不干结。据检血压 150/100 毫米汞柱。患者即将返乡，要求常服方。

前方去白薇、白蒺藜、厚朴花、佛手花，加蝉衣钱半，菖蒲钱半。（《施今墨医案·内科病案》）

### ◆ 中风

范男，三十九岁。

平素血压高，经常觉头脑发胀昏晕，看书更觉不适，视物模糊。就诊前三个星期，突觉语言、咀嚼时口唇活动不便，逐渐加重，右侧口眼歪斜，饮水顺嘴角漏出，后头皮有时疼痛。经针灸及理疗，稍见好转，效果不甚显著，拟加用中药治疗。舌苔薄白质略红，脉象弦细而数。

双钩藤四钱，白僵蚕钱半，制全蝎钱半，地龙肉二钱，白蒺藜四钱，生蒲黄三钱，北防风钱半，酒川芎钱半，杭白芍三钱，节菖蒲二钱，干石斛五钱，全当归二钱，炙甘草钱。

二诊：前方连服四剂，自觉口角发麻，右眼看书时发胀模糊，后头处仍时疼痛，病属慢性，宜服丸药。

白蒺藜二两，石决明两，制全蝎五钱，白僵蚕两，草决明两，地龙肉两，双钩藤二两，密蒙花二两，酒川芎五钱，节菖蒲两，谷精草二两，杭白芍二两，干石斛二两，寻骨风两，明玳瑁两，细生地二两，木贼草五钱，明天麻五钱，鹿角霜两，生蒲黄两，全当归两，炙甘草两。

共研细末，蜜为丸，每丸重三钱，每日早晚各服一丸。（《施今墨医案·内科病案》）

龙女，五十九岁。

平素患高血压病，一月以前突然中风不语，急至医院抢救。口歪，语言不清，右半身不遂，经治月余，诸症稍见转好。出院后，拟服中药治疗。现症为语言不利，心烦不眠，右半身不用，下肢有痛感，口干思饮，小便多而黄，大便干燥。血压 170/100 毫米汞柱，舌苔白厚中间带黑，脉寸关均弦，尺脉弱。

夏枯草三钱，炒远志三钱，朱茯神四钱，枳实炭二钱，青竹茹三钱，川黄连钱半，陈皮炭三钱，怀牛膝三钱，朱寸冬二钱，炒香豉三钱，生栀仁二钱，酸枣仁四钱，甘草梢钱。

二诊：前方服二剂，大便通畅，是属腑气已通、血络行将通达之兆。他症尚未轻减，再拟引血下行，调节盈亏。

首乌藤五钱，生蒲黄三钱，磁朱丸二钱、秫米四钱（同布包），怀牛膝三钱，桑寄生五钱，嫩桑枝五钱，紫石英四钱，紫贝齿四钱，酸枣仁六钱（生炒各半），朱茯神四钱，干石斛四钱，清半夏二钱，茺蔚子三钱，炒远志三钱，合欢花三钱，甘草梢钱。

三诊：前方连服五剂，睡眠较好，但仍不实，心烦口干，均见轻减，舌苔薄白，已无厚黑之象，拟用黄连阿胶鸡子黄汤化裁，并施针灸治疗，以期速效。

川黄连钱半，朱寸冬三钱，朱茯神三钱，桑寄生六钱，嫩桑枝六钱，茺蔚子四钱，怀牛膝四钱，干石斛四钱，夜交藤五钱，合欢花三钱，炒远志二钱，生枣仁五钱，生栀仁二钱，杭白芍三钱，炙甘草钱半，双钩藤四钱，陈阿胶三钱（另烊兑服），生鸡子黄二枚（分二次调下）。

四诊：又服五剂，睡眠比前更好，口渴心烦均减轻，头尚晕，小便有时黄，原方再服三剂。

五诊：服药后睡眠已达七小时之多，头晕见好，精神转健，自觉右脚有血往下行之感，手微酸，右臂痛，再予丸方，仍配合针灸治疗。

绵黄芪六钱，野党参二两，地龙肉两，净桃仁二两，川红花两，祁蛇肉二两，川桂枝两，全当归二两，明玳瑁两，明天麻两，酒川芎两，杭白芍二两，白蒺藜二两，大生地二两，天麦冬各两，干石斛二两，五味子两，何首乌二两，真黄精二两，东白薇两，金狗脊二两，云黄连两，酸枣仁二两，磁朱丸两，云茯神两，怀牛膝二两，远志肉两，夏枯草二两，条黄芩二两。

共研细末，蜜为丸，每丸重三钱，每日早晚各服一丸。本方可服半年，感冒发烧时停服。（《施今墨医案·内科病案》）

王男，年届二十。

春节外出，寒风劲冽，返家后即感周身疲楚，当夜即恶寒发热，次晨盥洗时，水经口角自流，始见口眼均向左侧㖞斜。病已二日，求医服药未见大效。现症除口眼仍斜外，时作寒热，畏风，大便二日未行，小便短赤，食欲欠佳，舌苔薄白，六脉浮紧。

川羌活钱半，白僵蚕钱半，双钩藤四钱，川独活钱半，制全蝎二钱，酒地龙三钱，炒蒲黄三钱，明天麻钱半，冬桑叶三钱，北防风钱半，节菖蒲钱半，白蒺藜五钱，苦桔梗钱半，白蒺藜五钱，苦桔梗钱半。

二诊：服二剂，寒热均除，口眼㖞斜，稍觉松缓。

前方去桑叶、蒲黄，加川芎钱半，当归三钱。

三诊：药服四剂，口眼㖞斜已见好转，左腮微肿。

制全蝎二钱，明天麻钱半，白僵蚕钱半，双钩藤四钱，白蒺藜三钱，生鹿角五钱，蒲公英五钱（酒炒），山慈菇三钱，节菖蒲二钱，酒川芎钱半。（《施今墨医案·内科病案》）

王男，三十五岁。

十余日前，晚出观剧，深夜步行归家，凉风拂面，颇感舒适，但次日晨起，竟然口不能开，强之则两腮痛甚，视物模糊，大便秘结，舌吐不出，质甚红，六脉弦数。

龙胆草钱半，草决明三钱，蒲公英五钱，石决明六钱，青连翘三钱，大力子二钱，川独活钱半，冬桑叶二钱，山慈菇三钱，薄荷梗钱半，蝉退衣钱半，片姜黄三钱，石菖蒲钱半，全瓜蒌八钱，酒川军二钱，风化硝二钱。

二诊：服药三剂，大便通畅，已能张口，但觉两腮肌肉紧张，仍不自如。

前方去龙胆草、山慈菇、蝉衣、酒川军，加酒川芎钱半，制全蝎二钱，黄菊花三钱，再服三剂。（《施今墨医案·内科病案》）

王男，五十岁。

平素善饮酒，面赤，手凉，血压一百八十度，顷间猝然跌倒，口眼㖞斜，神识不清，急用降血压、清脑神法。安宫牛黄丸一料，用开水研饮。

二诊：昨日服安宫牛黄丸后，情形转佳，神识已清，语言不利，头痛而晕，喉中痰声咯咯，右半身动转不遂，大便不下已三日，拟降血压、安脑神、兼通大便法。

龙胆草钱半，条黄芩二钱，首乌藤五钱，白蒺藜五钱，双钩藤三钱，滁菊花三钱，青连翘三钱，桑叶二钱，桑枝两，酒川军钱半，元明粉二钱，枳实炭钱半。

生铁落二两，紫石英二两，淮牛膝两，西瓜子仁二两，新青铅两，煮汤代水煎药。

三诊：前方连服二剂，血压降至一百六十度，大便已通，余症未见大效，再进前法，增加药力，以观如何。

杭白芍四钱、桂枝木五分（同炒），白僵蚕钱半（炒），酒地龙二钱，首乌藤五钱，白蒺藜五钱，龙胆草钱，条黄芩三钱，桑叶二钱，桑枝两，东白薇二钱，明玳瑁三钱，滁菊花三钱，青连翘三钱，双钩藤二钱。

生铁落两，紫石英两，淮牛膝两，西瓜子仁二两，上四味煮水煎药。

四诊：前方连服二剂，头部痛晕已见少效，右半身亦有疼痛感觉，是乃佳象，若仍不痛不麻，毫无知觉，恐成半身不遂症，无能为力矣。

杭白芍四钱、桂枝木五分（同炒），片姜黄钱半，金狗脊五钱（去毛），茺蔚子二钱，炒蒲黄钱半，首乌藤五钱，白蒺藜五钱，双钩藤二钱，白僵蚕钱半（炒），酒地龙二钱，东白薇二钱，龙胆草钱，条黄芩三钱，黄菊花三钱，青连翘三钱，炙甘草五分。

灵磁石两，紫石英两，怀牛膝八钱，嫩桑枝两，西瓜子仁二两，煮汤代水煎药。

五诊：前方连服三剂，头部痛晕大效，血压降至一百四十五度弱，语言仍不甚利，右半身仍有疼痛感觉，口眼㖞斜已正，再进前方，药味不改，语云效不更方也。

六诊：四诊方又服三剂，共计六剂之数，诸症均效，头已不痛，唯晕，自觉语言时舌根较前活动，右手渐能抬举，右腿尚不吃力，仍本前法，稍加更改，再服三剂。

灵磁石八钱、紫石英六钱（同包），嫩桑枝两，怀牛膝八钱，双钩藤二钱，生白果十枚（打），明玳瑁三钱，条黄芩三钱，首乌藤五钱，白蒺藜五钱，金狗脊六钱（去毛），宣木瓜二钱，片姜黄钱半，炒蒲黄钱半，旋覆花钱半、新绛钱半（同包），酒地龙二钱，白僵蚕钱半（炒）。

七诊：前方连服四剂，头晕更减，右臂抬举渐高，持物尚觉无力，右腿试行数次，仍不甚利。

灵磁石八钱、紫石英五钱（同包），金狗脊六钱（去毛），桑寄生八钱，宣木瓜二钱，功劳叶三钱，伸筋草二钱，片姜黄钱半，左秦艽钱半，旋覆花二钱、新绛钱半（同包），酒地龙二钱，白僵蚕钱半（炒），炒蒲黄钱半，龙胆草七分，条黄芩三钱，怀牛膝五钱。

八诊：前方又连服四剂，症象更佳，经人扶持已能下地行走，右臂及手较先更觉活动，言语虽不能为常人之自如，已能迟缓试步，症状如斯，渐入良途，今拟善后方剂，俟后每隔一日即服一剂，或每星期内服二剂，至愈为度。

紫石英五钱、煅灵磁石六钱（同包），金狗脊六钱（去毛），功劳叶三钱，左秦艽钱半，杭白芍四钱、桂枝木五分（同炒），宣木瓜二钱，伸筋草二钱，虎骨胶二钱，大熟地三钱、砂仁钱半（同捣），炒蒲黄钱半，片姜黄钱半，白僵蚕钱半（炒），酒地龙二钱，炙甘草五分，旋覆花钱半、新绛钱半（同包），怀牛膝三钱。

（《施今墨医案·内科病案》）

◆ **颤证**

金男，二十八岁。

三个月前，发现腹之左部跳动，逐渐上行至剑突，心脏及周身均感跳动，手足发颤，气短，神倦，胸闷，头晕，饮食二便尚可。经医院检查，心脏胃肠均正常，未能确诊。舌苔正常，脉沉紧。

川桂枝钱半，杭白芍四钱，北柴胡钱半，炙甘草三钱，生牡蛎四钱、生龙骨四钱（同布包，先煎），酒当归二钱，代赭石四钱、旋覆花二钱（同布包），炒远志二钱，浮小麦两，沙蒺藜三钱，大红枣五枚，白蒺藜三钱，紫贝齿四钱、紫石英四钱（同布包，先煎）。

二诊：前方服十剂，中间曾停药数日，服药时头晕、气短、全身跳动、心下悸均好转，停药数日，诸症又现。

川桂枝钱半，紫贝齿四钱、紫石英四钱（同布包，先煎），北柴胡钱半，生牡蛎五钱、生龙骨五钱（同布包，先煎），春砂仁钱，生熟地各二钱，酒当归三钱，北细辛钱，酒川芎钱半，炒远志三钱，野百合四钱，节菖蒲二钱，炙甘草钱，鹿角胶三钱（另烊兑）。（《施今墨医案·内科病案》）

◆ **水肿**

李女，五十六。

颜面四肢浮肿已有半年，时发心悸，胸闷气短，自觉燥热即汗出，足冷，大便不畅，小便短少，舌质淡，苔薄白，脉象沉缓。

川桂枝钱，炒远志三钱，酸枣仁四钱，米党参三钱，杭白芍三钱，浮小麦八钱，炙黄芪四钱，柏子仁三钱，车前草三钱，赤茯苓四钱，火麻仁五钱，赤小豆四钱，晚蚕砂三钱、炒皂角子三钱（同布包），旱莲草三钱，桑寄生五钱，炒桑枝五钱，炙草梢钱。

二诊：药服五剂，浮肿见消，自汗少，手足冷减轻，唯心悸

气短依然。大便仍不通畅

　　杭白芍二钱，朱茯神二钱，炒远志三钱，川桂枝钱，朱茯苓二钱，柏子仁三钱，全瓜蒌八钱，薤白头三钱，火麻仁五钱，桑寄生五钱，炒桑枝五钱，浮小麦八钱，炙草梢钱半。

　　三诊：服六剂，浮肿全消，肢冷见好，心悸气短减轻，大便已通，前方加全当归三钱，再服六剂。

　　四诊：服药六剂，诸症明显好转，心悸未发，精神甚好，拟回张家口，要求服丸药。按三诊原方，将剂量加一倍，为蜜丸，每丸重三钱，早晚各一丸。夜临卧时加服参茸卫生丸一丸。（《施今墨医案·内科病案》）

　　马女，四十六岁。

　　去年八月间曾患肾炎，经县医院治疗，肿消出院。返家后，经常发现颜面及两足浮肿，腰酸胀，头晕心悸，胸闷不思饮，大小便均不畅，周身无力，睡眠不宁。在乡间虽服中药及偏方，迄未见好，舌苔白腻，脉沉弦。

　　嫩桂枝二钱，淡附片钱半，川续断三钱，川杜仲三钱，赤茯苓四钱，赤小豆七钱，野於术钱半，淡猪苓三钱，炒远志三钱，姜厚朴钱半，冬葵子四钱，冬瓜子四钱，旱莲草三钱，车前草三钱，炙草梢钱，金匮肾气丸七钱（包煎）。

　　二诊：服药四剂，诸症均有所减轻，病程已久，非数剂即能显效。

　　前方桂枝加至三钱，增黄芪八钱，再服六剂来诊。

　　三诊：服药六剂，浮肿消，小便增多，心悸腰酸均见好转，睡眠尚好，食欲稍强，惟二便仍不通畅。

　　川桂枝三钱，北柴胡钱，杭白芍三钱，野於术钱半，淡猪苓三钱，赤小豆四钱，冬葵子五钱，炒枳实钱半，赤茯苓四钱，冬瓜子五钱，车前草三钱，旱莲草三钱，风化硝二钱，全瓜蒌八钱，怀牛膝二钱，白通草钱半，炒皂角子三钱、晚蚕砂二钱（同布包），炙草梢钱，金匮肾气丸七钱（包煎）。

四诊：前方仍服六剂，大小便均通畅，食欲增强，精神健旺，未见浮肿，但觉腰酸，近日返乡，希予常方。每日早服滋肾丸三钱，晚服金匮肾气丸三钱。（《施今墨医案·内科病案》）

王男，二十三岁。

发病二十余日，过午寒热，头面出汗，小便色赤，颜面四肢浮肿，口渴思饮，大便干，三四日一行。经医院查尿有红细胞、蛋白及上皮细胞等。苔薄白，舌质红，脉浮数。

白苇根七钱，白茅根七钱，大生地三钱，鲜生地三钱，冬葵子四钱，云茯苓三钱，冬瓜子四钱，旱莲草两，车前草三钱，车前子三钱（布包），朱茯神二钱，朱寸冬三钱，仙鹤草四钱，凤尾草三钱，甘草梢二钱，阿胶珠三钱，瓜蒌子三钱，瓜蒌根三钱。

二诊：服三剂，尿中红细胞减少，小便量亦增多，大便仍燥，浮肿依然，寒热有作。

前方加火麻仁四钱，再服三剂。

三诊：服药三剂，经检尿仍有细胞及蛋白，小便尚不通利，大便较干，下肢浮肿见轻。

白苇根两，白茅根两，大生地三钱，鲜生地三钱，酒黄柏二钱，酒黄芩二钱，炒香豉四钱，山栀衣二钱，旱莲草四钱，车前草四钱，冬瓜子四钱，冬葵子四钱，赤茯苓三钱，赤芍药三钱，瓜蒌子三钱，瓜蒌根三钱，郁李仁二钱，炙草梢钱半，晚蚕砂三钱、炒皂角子三钱（同布包）。

四诊：服药四剂，寒热已退，医院检尿仍有少量红细胞及蛋白、上皮细胞。浮肿虽渐消，而晨起面肿，晚间腿肿较重，口干舌燥尚未减退，拟猪苓汤、葵子茯苓散加味治之。

淡猪苓三钱，赤茯苓四钱，赤小豆四钱，车前草四钱，旱莲草四钱，冬瓜子四钱，冬葵子四钱，阿胶珠三钱，滑石块三钱（布包），炒泽泻三钱，仙鹤草五钱，炙草梢钱。

五诊：药服六剂，症状减除，饮食、睡眠、二便均已如常，经医院检尿仍有少量蛋白，拟予丸方常服。每日早服六味地黄丸一丸，午服云南白药一分。（《施今墨医案・内科病案》）

杨女，二十余岁。

面上浮肿，四肢亦渲，腰酸微疼，小便少而色深赤，且有沉淀，微感发热，尿中据验有血球、蛋白、脓球，拟消炎防腐，兼强利肾脏法。

车前草、旱莲草各三钱，川杜仲、川续断各三钱（炒），鲜茅根、鲜生地各五钱，生地炭、熟地炭各三钱，黄柏炭二钱，血余炭三钱、炒韭菜子二钱（同包），白知母六钱（米炒），山萸肉四钱，阿胶珠四钱，赤白芍各三钱（土炒透），丹皮炭二钱，藕节炭三钱，焦远志三钱，龟板胶三钱，赤茯苓三钱，赤小豆六钱，炙草梢钱。

二诊：热退，小便渐多，腰酸亦佳，惟尿中仍含蛋白，脓球、血球稍减。

生龙齿、生牡蛎各五钱（同包），车前草、旱莲草各三钱，血余炭三钱、益元散五钱（同包），鲜茅根、鲜生地各五钱，川杜仲、川续断各五钱（炒），阿胶珠四钱，生地炭、熟地炭各三钱，黄芩炭、黄柏炭各二钱，肥知母二钱（米炒），藕节炭三钱，赤白芍各二钱（土炒），海浮石、海金沙（同包）各三钱，生龟甲、生鳖甲各四钱，怀山药八钱（打，布包），丹皮炭二钱，炙草梢钱。

三诊：水肿渐消，蛋白质减，血球亦少，脓球已无，令其多服，以愈为度。

生地炭、熟地炭各三钱，怀山药八钱（布包，打），车前草、旱莲草各三钱，阿胶珠三钱，生黄芪八钱，山萸肉四钱（炒），炒杜仲三钱，黄柏炭二钱，藕节炭三钱，血余炭三钱、海金沙三钱（同包），白茅根四钱（炒），焦远志三钱，龟板胶三钱，甘枸杞五钱。（《施今墨医案·内科病案》）

张女，三十岁。

自幼劳苦，生活条件亦差，患心脏病已近十年，未曾适当治疗。后来京工作一年，屡经医院诊治，病情未见好转。最近一个月又现浮肿，尤以下肢为甚，气短心慌，小便不利，舌润而白腻，脉沉迟。

川桂枝钱半，汉防己四钱，绵黄芪七钱，炒远志三钱，赤茯苓四钱，赤小豆八钱，川厚朴钱半，糠谷老五钱，旱莲草三钱，白通草钱半，车前草三钱，炙草梢钱半，黑豆衣四钱（热黄酒淋三次）。

二诊：服药两剂，症状如前。

前方加附片二钱，二术二钱，金匮肾气丸八钱（包煎），滋肾丸四钱（包煎）。

三诊：前方服六剂，见效，小便增多，浮肿见消，去糠谷老、黑豆衣，加淡猪苓三钱，冬瓜子四钱，冬葵子四钱。

四诊：又服六剂，小便增多，浮肿大减，只足跗仍肿，晚间尤甚。心跳、气短均见好。唯感胸闷、行动微喘，拟开肺气行水。

川桂枝三钱，汉防己四钱，赤茯苓四钱，赤小豆八钱，绵黄芪七钱，炙麻黄钱，川附片二钱，淡猪苓三钱，野於术三钱，炒远志三钱，川厚朴钱半，冬瓜子七钱，冬葵子七钱，车前草三钱，旱莲草三钱，炙草梢钱半，金匮肾气丸八钱（包煎），滋肾丸四钱

（包煎）。

五诊：服药十剂，除两足跗稍肿外，余无他症，拟服丸药巩固。

金匮肾气丸七钱，每日早晚各服三钱，服一个月。(《施今墨医案·内科病案》)

周男，二十岁。

患肾炎已有九个月，初在县医院治疗，浮肿一度消退，嗣后回家调养，又渐肿胀，在乡多次服药未效，故来京求诊。现症：全身浮肿，小便不利，腹胀不思食，困倦无力，舌苔薄白，脉沉涩。

川桂枝三钱，淡猪苓三钱，建泽泻三钱，赤茯苓四钱，赤小豆四钱，冬瓜子两，冬瓜皮两，杭白芍三钱，野於术二钱，川厚朴三钱，车前草四钱，旱莲草四钱，白通草钱半，川草薢三钱，川石韦三钱，炙草梢钱。

二诊：药服二剂，腹胀稍减，小便增加，浮肿未见消，药力未及，宜多服数剂观察。

前方赤小豆增至七钱，加黄芪皮四钱，冬葵子四钱，炒韭菜子二钱，益元散三钱（布包）。

三诊：药服六剂，小便量未见增多，而大便溏泻数次，腹胀减。

前方黄芪增至两，加党参三钱，防己三钱，苍术三钱，再服六剂。

四诊：服药六剂，情况良好，又再服四剂，小便增多，浮肿消减，腹部胀满大为好转，食欲增强。

川桂枝三钱，杭白芍三钱，绵黄芪两，炒苍术三钱，炒白术三钱，淡猪苓二钱，川厚朴三钱，云苓块五钱，汉防己三钱，炒

泽泻三钱，大腹皮三钱，大腹子三钱，冬瓜子两，冬瓜皮两，地
萹蓄三钱，炙草梢钱半。

五诊：又服十剂，浮肿全消，惟晨起颜面尚觉肿胀，腹部胀
消，颇感轻快，食欲甚好。

前方加党参三钱，再服十剂后，原方加五倍量配制丸药，回
乡常服，仍忌盐酱诸物。(《施今墨医案·内科病案》)

朱男，五十二岁。

商业工作，平日站立较多，两年前发现两足浮肿，下午较甚，
逐渐四肢酸楚，骨节疼痛，全身乏力，气短心悸，经同仁医院及
北大医院检查诊断为风湿性心脏病。近四个月来全身疼痛，手臂
不能高举，两足浮肿，心悸，小便少，舌苔白，脉沉涩。

川桂枝钱，赤白芍各三钱，川杜仲三钱，川续断三钱，旋覆
花三钱、新绛钱半（同布包），金狗脊五钱，片姜黄三钱，豨莶草
四钱，炒远志三钱，炙草梢六钱，炙草节六钱，炒桑枝七钱，桑
寄生七钱，车前草三钱，旱莲草三钱，冬瓜子四钱，冬葵子四钱。

二诊：服药五剂，周身疼痛减轻，腿肿亦见消，小便量增多，
仍色黄。

杭白芍三钱，炙黄芪五钱，汉防己三钱，川桂枝钱，功劳叶
五钱，片姜黄二钱，沙苑子四钱，炒桑枝七钱，酒地龙三钱，旋
覆花二钱、新绛钱半（同布包），桑寄生七钱，旱莲草三钱，车前
草二钱，冬瓜子四钱，冬葵子四钱，炒远志三钱，炙草节钱半，
豨莶草四钱，炙草梢钱半，鲜生姜三片，大红枣三枚。

三诊：前方连服八剂，效果良好，自觉全身已有力气，心悸、
气短均见减轻，手臂已能高举过头。

米党参二钱，汉防己二钱，野於术二钱，炙黄芪五钱，炒桑
枝五钱，片姜黄二钱，川附片二钱，桑寄生五钱，酒地龙三钱，

左秦艽钱半，炙草节钱半，炒远志三钱，川桂枝钱半，杭白芍三钱。

四诊：服药情况良好，连服十剂，诸症均减，行动爽利，希配丸方常服。

绵黄芪两，汉防己两，野於术两，川桂枝两，川附片两，米党参两，云苓块两，福泽泻两，淡猪苓两，片姜黄两，豨莶草两，金狗脊两，功劳叶两，白薏仁二两，酸枣仁两，地龙肉两，车前子两，旱莲草两，炙草梢两。

共研细末，蜜丸，每丸重三钱，早晚各一丸。（《施今墨医案·内科病案》）

◆ **淋证**

葛男。

八年前患肾结石，曾动手术取出结石一块，如蚕豆大，近一年来又生结石。血尿，色鲜。X光照片有两块结石，已下行入输尿管中。现症小便量少，腰疼，食睡正常，大便每日一次，舌苔薄白而腻，脉濡数。

旱莲草两，金钱草两，车前子三钱，车前草三钱，云苓块四钱，海浮石三钱（布包），瓦楞子七钱，海金沙三钱（布包），滑石块七钱，陈阿胶三钱（另炖兑服），淡苁蓉五钱，炒地榆四钱，甘枸杞五钱，建泽泻三钱，甘草梢二钱，淡猪苓三钱。

二诊：服药七剂，小便较前为多，溺出如细砂物甚伙，腰仍痛。仍遵前法治之。

风化硝两，瓦楞子钱，旱莲草二两，海浮石两，滑石块二两，淡猪苓两，红苏木二两，建泽泻两，淡苁蓉二两，枸杞二两，山萸肉两，菟丝子二两，陈阿胶二两，炒地榆二两，云茯苓两，老紫草两，瞿麦穗两，海金沙两，川续断两，川杜仲两，车前子两，炙草梢两。

共研细末，金樱子膏二斤，合为小丸。每日早午晚各服二钱。每日以金钱草四两，煮水代茶饮。

三诊：前方已服八十日，现余少许。经 X 光检查结石更趋下行，体积亦小，每次小便均有细砂物，腰部时痛，有时少腹亦疼，体力活动多时或有血尿。

上肉桂两，瓦楞子两，风化硝二两，盉沉香五钱，肥知母两，青皮五钱，旱莲草二两，淡苁蓉二两，滑石块二两，建泽泻两，荜澄茄五钱，白檀香五钱，海金沙两，没药两，陈阿胶二两，云苓块二两，海浮石两，鱼枕骨两，山萸肉两，台乌药两，菟丝子二两，老紫草两，炙草梢两。

共研细末，蜜丸，每丸重三钱。早晚各服一丸。（《施今墨医案·输尿管结石》）

王女。

发热二日，尿意频频，便时疼痛，尿内含有血球，且极混浊，急性膀胱炎症。

鲜苇根一尺，鲜茅根五钱，淡豆豉三钱，山栀衣钱半，车前草、旱莲草各三钱，血余炭三钱，益元散四钱（同布包），银花炭三钱，苦桔梗钱半，福泽泻三钱，川萆薢三钱，台乌药钱半，赤茯苓、白茯苓各三钱，干荷梗二尺，赤芍药、白芍药各二钱，川楝子二钱，炙草梢钱半。

二诊：前方连服二剂，热退，痛少止，尿量增多，但极混浊，且含血球，仍本前法，再加修补血管药。

鲜生地、鲜茅根各五钱，血余炭三钱、益元散四钱（同包），小木通钱半，藕节炭三钱，黄柏炭二钱，车前草、旱莲草各二钱，阿胶珠三钱，淡竹叶二钱，苦桔梗钱半，赤茯苓、赤芍药各三钱，台乌药钱半，川楝子二钱，小蓟炭三钱，川草薢三钱，炙草梢钱半。

三诊：前方连服三剂，痛止，尿多，已不若先之混浊，含血球极少。

鲜生地、大生地各二钱，血余炭三钱、炒车前子三钱（同包），滑石块三钱，阿胶珠三钱，条黄芩二钱，淡竹叶二钱，炒荷叶三钱，川黄柏钱半，炒泽泻三钱，川草薢三钱，白薏仁四钱，白杏仁二钱，藕节炭三钱，瞿麦穗三钱，苦桔梗钱半，炙草梢钱。

四诊：前方又服三剂，诸症均愈，拟用丸方善后。

每日早晚各服草薢分清丸三钱，白开水送，共服十日。（《施今墨医案·内科病案》）

王女。

患急性肾盂炎症，尿意频频，量数减少，腰部紧张不适，小便时疼痛，尿内含有脓球且呈酸性反应，拟消炎、止痛、防腐、排脓法。

血余炭三钱、韭菜子三钱（同布包），车前草、旱莲草各三钱，金银花四钱，益元散四钱、海金沙三钱（布包），苦桔梗钱半，白薏仁四钱，赤茯苓、白茯苓各三钱，川黄柏钱半，条黄芩二钱，淡竹叶二钱，炒泽泻三钱，炙草梢钱，真琥珀末钱（分二次冲）。

二诊：疼痛大减，尿量增多，脓球极多，知为药力所排下也，拟再进前法。

川草薢三钱，小木通钱半，台乌药钱半，绛通草钱半，甘草梢钱，血余炭三钱、炒韭菜子二钱（同包），沙苑子四钱，海金沙三钱、益元散四钱（同包），川黄柏钱半，苦桔梗钱半，白薏仁四钱，金银花四钱，炒泽泻三钱，云苓块三钱，淡竹叶二钱，真琥珀末钱（分二次冲）。

三诊：前方连服三剂，疼痛已止，小便通利，且不混浊，拟用丸方收功。

每日早服萆薢分清丸三钱，夜临卧服金匮肾气丸四钱，均用白开水送，共用二十日。（《施今墨医案·内科病案》）

◆ **癃闭**

秦男，六十六岁。

尿意频频而排尿甚难，有时尿闭，须导尿始能排出，病已八年之久，经医院检查为前列腺肥大，需动手术，希望中医治疗，舌苔正常，脉象濡数。

炙升麻钱，嫩桂枝钱半，盐黄柏二钱，炒吴萸七分，鱼枕骨八钱，滑石块八钱，盐知母二钱，台乌药二钱，海金沙三钱、海浮石三钱（同布包），台乌药二钱，炙草梢钱，赤茯苓三钱，赤小豆七钱，车前草三钱，旱莲草三钱，蟋蟀七枚。

二诊：前方服二剂，效果甚好，小便已非点滴淋漓，排尿顺利，但仍频数，要求常服方。

炙升麻钱，嫩桂枝钱半，盐知母二钱，盐黄柏二钱，海金沙二钱、海浮石二钱（布包），鱼枕骨八钱，滑石块八钱，赤茯苓三钱，赤小豆七钱，冬瓜子四钱，冬葵子四钱，车前草三钱，旱莲草三钱，炒吴萸钱半，醋炒川楝子二钱，台乌药二钱，炙草梢钱，蝼蛄一枚，蟋蟀七枚。

每星期服三剂。（《施今墨医案·内科病案》）

### ◆ 尿频

常女，三十二岁。

病已半载，小便频数量少，时现血尿或小血块，溺时尿道不适，有时疼痛，经第三医院检查为膀胱结核症，舌苔薄黄，脉象滑数。

北柴胡钱半，杭白芍三钱，黑升麻钱，黑芥穗钱，车前草四钱，旱莲草四钱，大蓟炭二钱，小蓟炭二钱，赤茯苓五钱，赤小豆五钱，冬瓜子四钱，冬葵子四钱，制乳没各二钱，台乌药二钱，春砂仁钱，生熟地各二钱，海金沙三钱、血余炭三钱（同布包），炙草梢钱。

二诊：前方服五剂，小便量增多，次数减少，尿中仍现血色，溺时疼痛。

前方去大小蓟炭，加仙鹤草四钱，阿胶珠三钱，石韦三钱。

三诊：服七剂，尿中已无血块，色仍暗红，尿量多，次数减少，疼痛亦稍轻。

早晚各服加味滋肾丸二十粒，午服断红丸一丸，服二十日。

四诊：丸药服完，小便中血减少，尿频好转，有时尿道仍觉不适，拟丸方。

血余炭二钱，旱莲草两，陈阿胶二两，炙黄芪两，野党参两，野於术两，生熟地各两，赤茯苓两，白茯苓两，黑芥穗两，黑升麻五钱，仙鹤草二两，当归身两，山萸肉二两，炒杭芍二两，车前子两，车前草两，五味子五钱，苦桔梗五钱，御米壳两，台乌药两，凤尾草两，炙草梢两。

共研细末，怀山药一斤打糊为丸，如小梧桐子大，每日早晚各服三钱，白开水送。

五诊：丸药已服完，情况很好，小便已无血色，尿时偶感不适，病情好转，然体力较差，倦怠思卧，心跳头晕，腰酸楚，拟补气血、强腰肾、健脾胃、利小便法。

紫河车两，陈阿胶二两，鹿角胶两，米党参两，炙黄芪两，野於术两，生熟地各两，山萸肉二两，川杜仲两，杭白芍两（酒炒），卧蛋草两，川草薢两，炒泽泻两，醋柴胡五钱，炙升麻五钱，怀山药二两，旱莲草二两，血余炭两，炙草梢两，山卷柏两，云苓块二两，川续断两，车前子两，炒远志两，焙内金两。

共研细末，蜜小丸。每日早晚各服三钱。(《施今墨医案·内科病案》)

◆ **遗尿**

李男，二十岁。

自幼患遗尿症，昼间小便不多，夜间则尿量、尿次增加，虽于睡时常被唤醒小便以防遗尿，但再入睡依然遗出，屡经医治未得效果。舌苔正常，六脉缓。

生白果十四枚（连皮打），白莲须三钱，桑寄生七钱，桑螵蛸三钱，五倍子钱，五味子钱，益智仁钱半，山萸肉四钱，春砂仁钱半，大熟地三钱，酸枣仁四钱，石莲肉七钱，炙甘草钱。

二诊：服药五剂，有效，五日只遗尿二次，希予常服方。

前方加紫河车钱，先每日服一剂，渐渐隔日一剂，依次递减至不服药亦不遗尿为止。(《施今墨医案·内科病案》)

◆ **阳痿**

黄男，年三十岁。

起居饮食如常，惟性感缺乏，不能持久，是以帷房之内殊觉痛苦，拟用增加分泌及镇摄性神经之法。

川杜仲、川续断各三钱（炒），生龙骨、生牡蛎（同包）各三钱，生熟地各三钱，砂仁钱半（同捣），制首乌四钱，山萸肉四钱（炒），菟丝子三钱，焦远志二钱，云茯神三钱，甘枸杞四钱，奎白芍四钱，巴戟天钱半，金樱子三钱（炒），沙苑子四钱，女贞子三钱，五味子钱，益智仁钱半。

二诊：服药六七剂，微佳，因此病不可用壮阳之剂，图快一时，乃嘱服丸方。

每日早服五子衍宗丸三钱，夜临卧服三才封髓丹三钱，共服一月，白开水送。（《施今墨医案·阳痿》）

张男，三十六岁。

素患神经衰弱已十年之久，头晕神虚，自觉眼冒黑花，虽曾治疗，时轻时重。近一年来，又感腰痠楚，阴囊冷，早泄、阳痿，屡治未效。面色青白，精神疲怠，舌苔薄白，脉沉细无力。

海马一具，紫河车二两，紫贝齿两，牡蛎两，石决明二两，阳起石两，龙骨二两，桑叶二两，蛇床子两，刺猬皮两，巴戟天二两，砂仁五钱，益智仁五钱，菟丝子二两，海参二两，阿胶两，鹿角胶两，淫羊藿二两，附片两，於术两，吉林参两，金樱子三两。

共研细末，怀山药一斤打糊为丸，如小梧桐子大。每日早晚各服三钱，白开水送下。

二诊：服丸药一料，共服七十日。头晕、眼冒黑花、阳痿、早泄诸症均见好，面色红润，精神焕发．工作效率增强，要求再配丸药服用。（《施今墨医案·阳痿》）

## ◆ 阳强

马男，二十岁。

病将一年，初起时自感情欲易动，见异性阴茎即勃起，深以为苦，逐渐尿道经常流黏性物，努力排便时亦由尿道滴出黏液，腰痠无力，势成漏精，切迫求治，舌苔正常，六脉细数。

桑寄生八钱，砂仁钱半，金狗脊五钱，盐知母二钱，白蒺藜三钱，炒丹参三钱，盐黄柏二钱，沙蒺藜三钱，炒丹皮三钱，石莲肉七钱，五味子三钱，生熟地各三钱，芡实米五钱，五倍子三钱，金樱子三钱。

二诊：服药四剂，腰痠见效，漏精也少，近来心情稳定，欲念减少，非如前时常觉心猿意马之状。前方加莲须三钱，益智仁三钱，再服数剂。

三诊：服药六剂，自觉心神安稳，杂念全消，漏精间或有之，拟用丸方巩固。

二诊方加三倍量，共研细末，金樱子膏二斤，合药为丸，如小梧桐子大。早晚各服三钱，白开水送。(《施今墨医案·遗精》)

## ◆ 遗精

费男，二十二岁。

六年前曾染手淫恶习，年幼无知，斫伤过甚，嗣后时感头晕目眩，记忆逐渐减退，体力日衰，去年毅然戒除恶习，又现遗精，经常每周一次，甚则二三日一次，时有梦，时无梦，饮食、二便尚属正常。

紫贝齿两，生龙骨两，刺猬皮二两，金樱子两，生熟地各两，莲须两，五味子五钱，五倍子五钱，白蒺藜两，益智仁五钱，春砂仁五钱，巴戟天两，石决明两，怀山药二两，左牡蛎两，炒远志两，朱茯神两，炙甘草两，杭白芍两。

共研细末，蜜小丸。每日早晚各服三钱。

二诊：丸药共服六十日．头晕、目眩较好，遗精几乎每周必有一次，体力仍感虚弱。

菟丝子二两，覆盆子两，上肉桂五钱，盔沉香五钱，沙苑子两，鹿角胶两，生龙骨二两，炙黄芪二两，金樱子二两，春砂仁五钱，巴戟天两，酒川芎五钱，於白术两，酒杭芍两，炒远志两，左牡蛎二两，野台参两，甘枸杞二两，白莲须两，刺猬皮二两，益智仁五钱，紫河车两，广陈皮五钱，山萸肉两。

共研细末，怀山药一斤七两打糊为小丸。每日早晚各服三钱。

三诊：前方已服二个多月，近日即将服完，精神体力均较前为好，遗精次数减少，一个月二三次，但不能受异性任何刺激，如与女友出游，即觉尿道流出液体，看画报、读小说均有上述感觉，大便干燥，时现尿频。

淡苁蓉二两，火麻仁二两，生龙骨二两，韭菜子两（炒），菟丝子二两，刺猬皮二两，胡桃肉二两，盔沉香五钱，覆盆子两，春砂仁五钱，益智仁五钱，怀山药五钱，巴戟天两，白莲须两，山萸肉两，紫河车二两，石莲肉二两，左牡蛎二两，炒远志两，大熟地二两，朱茯神二两，粉丹皮两，炙甘草两。

共研细末，金樱子膏二斤合为丸，如小梧桐子大。每日早晚各服三钱。

四诊：丸药已服三个月，近将服完，服药期间，只遗精两次，精神体力更为旺健，唯欲念易动耳。

刺猬皮二两，石莲肉二两，韭菜子两，白莲须二两，旱莲草二两，女贞子两，益智仁五钱，春砂仁五钱，车前子二两，菟丝子二两，山萸肉两，生龙骨二两，金樱子两，粉丹皮两，川黄柏两，天门冬两，麦门冬两，大熟地二两。

共研细末，蜜小丸。每日早晚各服三钱。(《施今墨医案·遗精》)

谷男，二十二岁。

三五日即遗精一次，或有梦或无梦，饮食尚佳，晨起觉周身疲倦乏力。

杭白芍六钱、桂枝木七分（同炒），生龙齿、生牡蛎各五钱（同包），生熟地各三钱、砂仁钱半（同捣），焦远志三钱，云茯神三钱，首乌藤四钱，柏子仁三钱，金樱子三钱（炒），山萸肉四钱（炒），菟丝饼四钱，阿胶珠三钱，炙甘草六分。(《施今墨医案·遗精》)

王男，三十二岁。

早婚又少节制，以致体力日弱，周身酸楚，记忆力减退，遗精、早泄均现，舌苔薄白，六脉细弱。

川续断三钱，川杜仲三钱，鹿角胶三钱（另炖兑服），紫河车三钱，砂仁钱半，大熟地三钱，益智仁钱半，破故纸三钱，山萸肉二钱，金狗脊五钱，甘枸杞七钱，淮山药八钱（炒），炙甘草钱，五倍子钱半，五味子钱半。

二诊：服药甚平妥，遂连服十剂之多。服药期间，无遗精现象，周身酸软大为好转。

前方加盐知母二钱，盐黄柏二钱，生龙骨三钱，生牡蛎三钱。再服十剂。

三诊：服药后情况甚好，二十日来无遗精，早泄现象亦有所好转，拟予丸方常服。

紫河车两，鹿角胶两，山萸肉两，覆盆子两，破故纸两，甘枸杞两（炒），益智仁五钱，春砂仁五钱，金狗脊二两，川杜仲两，五味子五钱，五倍子五钱，酒杭芍二两，老桂枝两，功劳叶两，桑螵蛸两，蛇床子五钱，大熟地两，炒远志两，节菖蒲五钱，胡桃肉二两，桑椹子两。

共研细末，金樱子膏六两，再加炼蜜一斤，合为小丸。每日早晚各服三钱，白开水送。（《施今墨医案·遗精》）

◆ **滑精**

乔男，三十岁。

精神疲懒，漏精甚时一日二次，阴茎寒凉，头晕，出汗。

生龙骨、生牡蛎各五钱（同包），五味子钱、五倍子三钱（同打），生熟地各三钱、砂仁钱半（同捣），山萸肉四钱（炒），益智仁钱半，金樱子三钱（炒），白莲须三钱，生白果十枚（连皮打），旱莲草三钱，川杜仲、川续断各三钱（炒），淡苁蓉八钱，炙草梢钱半，菟丝子四钱，制首乌四钱，焦远志三钱，云茯神三钱。

二诊：症状略佳，汗已止。

前方去五味子、五倍子，加杭白芍四钱，桂枝木五分。

另用刺猬皮一个，焙灰，每服钱半至二钱，用黄酒一小杯送下，汤药服二剂后即可停止，而服此单方一料，即可断根永不再发。（《施今墨医案·遗精》）

◆ **阴茎先天发育不良**

戴男，三十一岁。

由于生殖器先天性发育不良，已然离婚两次，性功能无异常。曾在某医院治疗未见效果，拟服中药治疗，舌苔正常，六脉沉缓。

腽肭脐一具，真鹿鞭一条，仙灵脾一两，五味子一两，五倍子一两，覆盆子一两，菟丝子一两，枸杞子二两，蛇床子一两，生熟地各一两，白僵蚕五钱，川乌头五钱，盔沉香五钱，春砂仁五钱，炙甘草五钱。

共为细末，炼蜜为丸，每丸重三钱。早晚各服一丸。(《施今墨医案·其他科病医案》)

◆ **血证**

郎男，二十余岁。

于某宅佣工，今晨忽觉鼻中有物滞涩，因用手指抠之，遂致出血，已经数小时未止。

鲜茅根、鲜生地各两，川军炭钱半，牛膝炭四钱，阿胶珠四钱，大蓟炭、小蓟炭各三钱，条芩炭二钱，花旗参钱半，焦远志三钱，丹皮炭三钱，炒赤芍二钱，黑山栀钱半，黑芥穗二钱，犀角片五分（研末，先药冲服）。

外用灯草灰吹鼻孔。该患者服药后，一剂即止。(《施今墨医案·其他科病医案》)

时女，十九岁。

两年来齿龈经常出血，时发鼻衄，两腿均现出血点，月经量多，经期不定。近时头晕而痛，心跳气短，全身乏力，来诊时曾化验血小板八万。经某医院诊断为原发性血小板减少症。舌质淡，脉沉弱。

生地炭两，沙蒺藜三钱，川杜仲三钱，熟地炭两，白蒺藜三钱，川续断三钱，二仙胶三钱（另烊化兑服），陈阿胶三钱（另烊化兑服），祁艾炭三钱，侧柏炭四钱，紫丹参三钱，当归身三钱，朱茯苓三钱，朱寸冬三钱，炒远志三钱，炙黄芪八钱，漂白术二钱，炙甘草二钱。

二诊：前方服二十剂，除出血减少外，余症无大进退。近日睡眠不良。

前方去祁艾炭、侧柏炭，加仙鹤草五钱，五味子三钱，生熟枣仁各三钱，服二日，停一日，再进二十剂。

三诊：自从视诊以来，共服汤剂四十剂，月经量大减，只来四日即净，两年间无此佳象。齿龈出血停止，鼻衄只见一次，量亦少，两腿出血点已消退。头晕、心跳、气短均好转，检查血小板仍为八万，未恢复正常。

老紫草三钱，仙鹤草四钱，小蓟炭三钱，生地炭七钱，二仙胶四钱（另烊化兑服），朱茯神三钱，陈阿胶三钱，熟地炭七钱，朱寸冬三钱，炙黄芪八钱，酒当归三钱，西党参三钱，漂白术三钱，炙甘草三钱。引用米醋二两，入药同煮。

四诊：前方服十四剂，检查血小板已增至十四万，饮食睡眠均好，精神旺健。要求常服方。

三诊方加五倍，研细末，枣泥为丸。每日早晚各服三钱。（《施今墨医案·原发性血小板减少症·精血亏虚》）

徐女，三十岁。

血尿已四个月，时发时止，腰酸胀，少腹右侧时痛，小便频，量不多，头晕气短，倦怠无力，饮食睡眠尚可。经第二医院检查，诊断为右肾结核，膀胱炎，拟动手术摘除肾脏。患者不愿手术，要求中医治疗，舌苔薄白，脉细数。

鲜茅根四钱，鲜生地四钱，川续断三钱，川杜仲三钱，山萸炭五钱，仙鹤草八钱，川石韦三钱，川萆薢三钱，白蒺藜三钱，沙蒺藜三钱，阿胶珠三钱，败龟板四钱，盐知母二钱，车前草三钱，旱莲草三钱，春砂仁钱，大熟地三钱，炙草梢钱半。

二诊：服药甚效，遂连服十一剂之多，头晕、气短已好，腰酸减轻，最近一星期小便色淡已无血，少腹疼痛尚未全止。

北柴胡钱半，杭白芍三钱，黑升麻钱，黑芥穗钱半，炙黄芪四钱，米党参三钱，全当归二钱，野於术钱半，川续断三钱，川杜仲三钱，春砂仁钱半，生熟地各三钱，川萆薢三钱，川石韦三钱，益智仁钱半，台乌药二钱，阿胶珠三钱，山萸炭四钱，炙草梢钱半。

三诊：前方又服十剂，除腰微酸胀及少腹时有疼痛之处，其他均好，小便无血色已有半个多月，为近四个月以来未有之佳象。

前方加五倍量蜜，小丸，常服。(《施今墨医案·内科病案》)

安男，七十四岁。

便血半载，日夜十数次，大便燥结呈球状，有时纯血无粪，气短腹胀，胀即如厕，颇以为苦，舌质淡，脉沉细而弱。

米党参二钱，冬白术二钱，阿胶珠三钱，生地炭三钱，炒地榆三钱，熟地炭三钱，炒槐米三钱，柿饼炭两，晚蚕砂三钱、炒皂角子三钱（同布包），木耳炭三钱，火麻仁五钱，仙鹤草八钱，紫厚朴钱半。

二诊：服药六剂，下血次数减少，大便已成条状，余症悉除，仍以原方加减。

黑芥穗钱半，黑升麻炭钱半，生地炭七钱，苍术炭二钱，血余炭三钱、晚蚕砂三钱（同布包），炒槐米三钱，赤石脂三钱、禹余粮三钱（同布包），熟地炭七钱，白术炭二钱，炒地榆三钱，米党参三钱，柿饼炭两，木耳炭三钱，阿胶珠三钱，仙鹤草八钱，炙甘草二钱，椿根皮炭四钱。

三诊：前方又服六剂，便血极少，日行二三次，仍依前方增强药力收功。

米党参三钱，炙黄芪七钱，怀山药八钱，生地炭七钱，黑升麻钱，熟地炭七钱，芥穗炭钱，椿根皮炭四钱，赤石脂三钱、禹余粮二钱（同布包），阿胶珠三钱，苍术炭三钱，炒地榆三钱，仙鹤草八钱，黑木耳炭三钱，柿饼炭两，石榴皮五钱，伏龙肝三两（煮汤代水煎药）。（《施今墨医案·内科病案》）

丛女，二十五岁。

产后调摄不当，四个月以来，大便溏泻，每日四五次，腹不痛不坠。最近一个月，大便时屡屡下血，色黑。曾赴医院检查，云非内痔，但直肠有破溃处。饮食尚好，睡眠正常，舌有薄苔，六脉濡数。

苍术炭二钱，赤石脂三钱、禹余粮三钱（同布包），血余炭二钱、炒红曲二钱（同布包），白术炭二钱，木耳炭三钱，黑升麻钱，柿饼炭两，黑芥穗炭三钱，吴萸钱半、黄连钱半（同炒），阿胶珠四钱，炒地榆三钱，炒槐米三钱，炙甘草二钱。

二诊：服药三剂，大便次数依然，血已减少。

前方加怀山药八钱，米壳四钱。

三诊：前方服六剂，下血已止，大便次数减至每日一二次，微溏，时见软便，饭后胃脘觉胀。以四君子汤、赤石脂禹余粮丸及左金丸之合剂治之。

米党参三钱，云茯苓三钱，诃子肉三钱，苍术炭二钱，赤石脂三钱、禹余粮三钱（同布包），紫厚朴钱半，血余炭三钱、左金丸二钱（同布包），白术炭二钱，怀山药八钱，炙甘草二钱。（《施今墨医案·内科病案》）

戚男，三十八岁。

病已八年，周身肿痛无定处，痛甚即于患处出现紫癜。疼痛缓解后，时现尿血。平时睡眠不好，食欲欠佳，经某医院诊断为：①过敏性紫癜。②风湿病。平素疼痛不甚，每次发病均与情绪不快或遇激怒痛即加重，可见下肢及肘部均有大小不匀之紫癜，舌苔黄腻，六脉弦数。

酒川芎钱半，炒丹皮三钱，朱茯神三钱，酒地龙三钱，炒丹参三钱，朱寸冬三钱，旱莲草八钱，当归尾三钱，南红花钱半，大生地五钱，嫩桑枝七钱，北柴胡钱，鲜生地五钱，桑寄生七钱，川桂枝钱，赤白芍各三钱，油松节两，炙草梢三钱，炒山楂三钱。

二诊：服药八剂，窜痛时间减短，每次不过十分钟即止。此次周身窜痛发作未见血尿，紫癜亦少，惟齿龈少量渗血。

大生地五钱，北柴胡钱，赤白芍各二钱，鲜生地五钱，川桂枝钱，炒丹参三钱，炒丹皮三钱，嫩桑枝七钱，桑寄生七钱，仙鹤草两，旱莲草五钱，酒川芎钱半，酒当归三钱，黑芥穗二钱，小蓟炭三钱，阿胶珠三钱，炙草节三钱。

三诊：前方服十二剂，紫癜退，窜痛未作，血尿未现，遂停药，历半年病未发。近日工作过忙，深夜始能回家休息，久久不能入睡，周身窜痛又有再发趋势，即时诊治，以防复发。

川桂枝钱，赤白芍各二钱，北柴胡钱，大生地三钱，北细辛钱，鲜生地三钱，生牡蛎四钱、生龙骨四钱（同布包），朱茯神三钱，朱寸冬三钱，酒黄芩三钱，酒黄连钱，酒当归二钱，酒川芎钱半，炒丹参三钱，炒丹皮三钱，片姜黄二钱，功劳叶三钱，炙草节三钱，陈阿胶三钱（另烊化兑服），三七粉钱（分二次随药送服）。（《施今墨医案·内科病案》）

◆ 消渴

毕男，二十六岁。

患糖尿病二年，形体消瘦，小便频多，口渴思饮，消谷善饥，牙龈时肿出血，甚至化脓，自觉手足心及周身烦热不适。舌瘦无苔、舌质暗红，脉象沉微。

金石斛二钱，白蒺藜二钱，瓜蒌根三钱，鲜石斛二钱，沙蒺藜二钱，瓜蒌子三钱，生黄芪两，生熟地各三钱，怀山药两，晚蚕砂三钱、炒皂角子三钱（同布包），五味子钱半，野党参四钱，生石膏六钱（打，先煎）。（《施今墨医案·内科病案》）

陈男，六十五岁。

由二十余岁即有口干、多饮、尿频、善饥诸症，四十年来求治各地，均诊断为糖尿病，时好时重迄未根除。近年来血压增高，又患白内障视物不清，大便秘结，空腹血糖（+++），脉象弦沉，舌质暗。

紫河车二两，五味子两，台党参二两，淡苁蓉二两，何首乌二两，生地黄二两，火麻仁二两，绵黄芪两，寸麦冬两，晚蚕砂二两，白蒺藜二两，天门冬两，郁李仁二两，谷精草两，川牛膝两，磁朱丸两，炒枳壳两，杭菊花二两，干石斛二两，东白薇两，杭白芍二两，野於术两。

上药共研细末，蜜丸重三钱，早晚各服一丸，白开水送服。

二诊：前药连服三个月，屡检尿糖均为阴性。血压已趋正常，惟视物常常模糊。再用丸方治之。

鹿胎膏两，甘枸杞二两，干石斛二两，谷精草二两，紫河车二两，大生地二两，白蒺藜二两，决明子二两，杭菊花两，淡苁蓉二两，磁朱丸两，杭白芍两，生黄芪二两，寸麦冬两，葳蕤仁二两，全当归两。

上药共研细末，蜜丸重三钱，早晚各服一丸，白开水送服。（《施今墨医案·内科病案》）

顾男，五十六岁。

病已经年，口干思饮，食不知饱，小溲如膏，精神不振，神倦体乏，唐山医院检查血糖、尿糖均高，诊断为糖尿病。舌质红不润，脉豁大三部皆然。

西党参五钱，生黄芪两，绿豆衣四钱，生熟地各三钱，怀山药二两，五味子三钱，金石斛三钱，天门冬三钱，南花粉六钱，鲜石斛三钱，麦门冬三钱。

二诊：服药七剂，诸症均减，小便已清，食量渐趋正常，惟仍易疲倦，大便时干燥，仍遵前法。

西党参五钱，生黄芪二两，五味子三钱，怀山药二两，晚蚕砂三钱、炒皂角子三钱（同布包），天门冬二钱，瓜蒌子三钱，火麻仁四钱，麦门冬二钱，瓜蒌根三钱，油当归四钱，生熟地各三钱，肉苁蓉六钱，绿豆衣四钱。

三诊：服药六剂，诸症均减，血糖、尿糖均已恢复正常，精神健旺，但多劳则疲乏无力。回乡在即，拟用丸方常服一二个月巩固。

金匮肾气丸，每日早晚各服三钱；大补阴丸，每日中午服三钱。(《施今墨医案·内科病案》)

李女，四十岁。

病已半年，口渴恣饮，小便频多，浮如膏脂，面部始觉发热而赤，头如冒火，大便干，有时阴痒，闭经已一年。据检尿糖（+++），舌苔淡黄，脉数。

白蒺藜三钱，生熟地各三钱（酒炒），生黄芪两，沙蒺藜三钱，金石斛五钱，怀山药两，朱寸冬三钱，野党参三钱，天花粉五钱，润元参四钱，五味子三钱，绿豆衣四钱。

引：猪胰子一条，煮汤代水煎药。

二诊：服药十二剂，诸症均大为减轻，拟添加调血药味常服。

酒川芎钱半，茺蔚子三钱，生熟地各三钱（酒炒），全当归三钱，玫瑰花二钱，生黄芪两，台党参四钱，厚朴花二钱，怀山药两，泽兰叶二钱，东白薇二钱，五味子三钱，润元参四钱，白蒺藜三钱，桑寄生八钱。(《施今墨医案·内科病案》)

王男，六十九岁。

体态素丰，精力充沛，近两月来，消瘦甚速，疲乏无力，烦渴多饮，半夜干渴致醒，饮后才能再睡，尿量极多，稍一行动即觉出汗，纳少无食欲，苔白而糙，脉象虚数。

生黄芪两，鸡内金三钱(焙)，谷麦芽各三钱，天花粉四钱，黑元参三钱，野於术二钱，生石膏六钱，西党参三钱，佩兰叶三钱，绿豆衣四钱，金石斛二钱，鲜石斛三钱，生白果四钱(连皮打)。

二诊：前方连服四剂，诸证均有所减，但不能劳累。齿龈未再出血，烦热亦未现，惟大便稍燥，拟用前法，略改药味常服。

粉丹皮三钱，生熟地各四钱(酒炒)，金石斛三钱，紫丹参三钱，生石膏六钱(打，先煎)，鲜石斛三钱，瓜蒌根四钱，白蒺藜三钱，生黄芪两，瓜蒌子四钱，沙蒺藜三钱，怀山药二两，五味子三钱，绿豆衣四钱。(《施今墨医案·内科病案》)

赵男，五十岁。

病已数月，身体逐渐消瘦，口干渴饮水多，自觉胸中烧热，冷饮始感爽快。小便频，尿量多，精神不振，体倦无力，尿糖(+++)，舌苔薄白，脉豁大而空。

鲜生地三钱，酒黄芩三钱，原寸冬三钱，鲜石斛三钱，酒黄连钱半，润元参四钱，瓜蒌根四钱，生黄芪两，五味子钱半，绿豆衣四钱，怀山药二两，野党参三钱。

引：鸡、鸭胰子各一条，煮汤代水煎药。(《施今墨医案·内科病案》)

钟男，二十四岁。

在 304 医院检查血糖、尿糖，均高，时已两年，经常注射胰岛素。现症为口渴，饮水甚多，全身乏力，头晕而痛，失眠，尿多，血压为 150/90 毫米汞柱。舌苔薄白，脉象寸旺尺弱。

生黄芪两，朱茯神三钱，白蒺藜四钱，怀山药七钱，朱寸冬三钱，东白薇二钱，甘枸杞五钱，五味子三钱，怀牛膝五钱，润元参五钱，茅苍术二钱，瓜蒌根二钱，瓜蒌子二钱。

引：鸡、鸭胰各一条，煮汤代水煎药。

二诊：服药十九剂，头晕痛及失眠均见好转，血压已降至 120/90 毫米汞柱，渴饮尿多，尚未大效，仍本前法，再加药力。

生熟地各三钱，生黄芪两，黑元参五钱，山萸肉四钱，怀山药八钱，茅苍术二钱，甘枸杞五钱，五味子三钱，沙蒺藜四钱，东白薇二钱，夏枯草四钱，粉丹皮二钱，瓜蒌子三钱，瓜蒌根三钱。

引：鸡、鸭胰子各一条，煮汤代水煎药。

三诊：前方连服二十剂，除尚觉乏力之外，诸症均减，血压恢复正常，拟用常方巩固。

紫河车三钱，生熟地各五钱，生黄芪两，金狗脊五钱，野党参四钱，怀山药两，甘枸杞六钱，女贞子三钱，朱茯神三钱，润元参五钱，五味子三钱，朱寸冬三钱，宣木瓜三钱，鹿角胶三钱（另烊兑服）。(《施今墨医案·内科病案》)

◆ **虚劳**

林男，四十岁。

病已经年，初起四肢乏力，头晕而痛，逐渐皮肤颜色变黑，尔后口腔、舌尖、齿龈亦均发黑，腰酸腿软，心慌气短，睡眠多梦，食欲欠佳，饭后恶心，大解日行二三次，溏便。经沈阳医大检查，诊断为阿狄森病。舌尖色黑，薄有苔，六脉沉弱无力。

川杜仲三钱，生地炭五钱，沙蒺藜三钱，川续断三钱，熟地炭五钱，白蒺藜三钱，破故纸三钱，五味子钱半，山萸肉四钱，淮山药两，酒川芎钱半，酒当归三钱，苍术炭二钱，云茯苓三钱，炙黄芪七钱，白术炭二钱，云茯神三钱，炙甘草钱。

二诊：服药六剂，自觉身体较前有气力，大便亦好转，每日一次软便，食欲增强，仍遵前法丸药图治。

紫河车二两，山萸肉二两，上肉桂五钱，大熟地二两，鹿角胶二两，金石斛二两，川附片两，破故纸两，酒川芎五钱，酒当归两，酒杭芍二两，川杜仲两，沙苑子二两，炙黄芪二两，冬白术二两，川续断两，云茯苓两，云茯神两，旱莲草两，车前子两，血余炭两，春砂仁五钱，山楂炭两，焙内金两，粉丹皮两，陈广皮五钱，建泽泻两，炙草梢两。

共研细末，淮山药二斤打糊为小丸。每日早晚各服三钱，白开水送。

三诊：丸药一料，三个月始服完。皮肤黑色减退，口腔、舌尖、齿龈均已不黑，精神体力大为好转，小便亦不深黄，腰痠、腿软、心跳气短等症大减。再用丸剂，以冀愈可。

肉桂五钱，制附片两，大熟地二两，山萸肉二两，丹皮两，建泽泻两，云茯苓两，云茯神两，黄芪二两，淮山药四两，酒当归两，酒川芎五钱，白术二两，酒杭芍二两，鹿角胶二两，金狗脊二两，远志两，紫河车二两，五味子两，旱莲草两，龙骨二两，沙蒺藜两，白蒺藜两，干姜两，姜黄两，炙草梢两。

共研细末，炼蜜为小丸。每日早晚各服三钱，白开水送。

（《施今墨医案·内科病案》）

◆ **汗证**

李男，六十九岁。

七年前曾患夜间多汗，晨起床褥印有人形之湿迹，平素最易感冒，当时转战各地，亦未多加治疗。解放后在京任职，夜汗未现。四个月前，因感冒服阿司匹林，汗出甚多，此后每于晨间三四点钟时即出汗如洗，醒后遍身冰冷，不敢再睡。二个月来不能安眠，精神疲倦，苦恼异常。饮食、二便如常，舌苔薄白，舌胖有齿痕，六脉𡆩大，沉取无力。

炙黄芪两，野於术三钱，炒防风钱，五味子二钱，云茯苓三钱，生牡蛎四钱、生龙骨四钱（同打，先煎），五倍子二钱，云茯神三钱，熟枣仁四钱，浮小麦两，炙甘草二钱。

二诊：前方服四剂，服至第二剂汗即减少，四剂则汗止，夜汗即除，睡亦通宵安然，精神焕发，希予常服方，以资巩固。

炙黄芪两，米党参三钱，野於术三钱，炒防风钱，云苓皮三钱，生牡蛎四钱、生龙骨四钱（同打先煎），浮小麦两，怀山药两，五倍子二钱，乌梅肉钱半，炙甘草二钱，五味子二钱，白薏仁两，炒远志二钱。

另：龙骨、牡蛎各二两，五倍子、五味子各五钱，研为细粉，擦身止汗。（《施今墨医案·其他科病医案》）

◆ **痹证**

艾男，二十八岁。

一年多来遍身痛楚，天气变化，症更加重。历经大连、哈尔滨、沈阳等医院诊疗，诊为风湿性关节炎。经常有疲劳感，体力日渐不支，饮食二便尚属正常，舌苔薄白，六脉沉软无力。

川附片五钱，乌蛇肉两，杭白芍三钱，制全蝎钱半，川桂枝三钱，酒地龙三钱，酒川芎钱半，西红花钱，酒当归四钱，酒玄胡二钱，生熟地各二钱，石楠藤四钱，北细辛钱，炙草节三钱。

二诊：初服二剂无效，继服二剂，周身如虫蚁蠕动，疼痛有所减轻，遂又连服四剂，自觉全身较前清爽舒畅，但仍易感疲劳。患者疼痛减轻，周身清爽，是风寒之邪已被驱动；仍感疲劳，乃正气不足。拟加用益气之药，扶正驱邪，一鼓作气以收全功。

前方去红花、元胡，加党参五钱，黄芪两，姜黄三钱，附片加至两。

三诊：服药六剂，疼痛减轻甚多，精神转旺。嘱再服十剂后，原方加两倍改为丸药再服。（《施今墨医案·内科病案》）

陈女，二十四岁。

平素久患胃病，食欲不振，大便燥结。又患甲状腺肿大，经常心悸。本年初睡卧时，两肩受风，疼痛不能举臂，经治疗未见效，逐渐发展，八个月以来由肩至臂并延及两腿足踝无处不痛，西医检查诊断为风湿性关节炎。舌苔薄黄，脉沉滑而数。

杭白芍三钱，片姜黄二钱，油松节七钱，川桂枝钱，桑寄生五钱，金狗脊五钱，生熟地各二钱，嫩桑枝五钱，全瓜蒌七钱，北细辛钱，酒地龙二钱，风化硝二钱，春砂仁钱，左秦艽钱，淡海藻三钱，淡昆布三钱，山慈菇三钱。

二诊：前方服二剂，肩臂疼痛大减，两腿足踝症状依然，心悸好转。

前方去片姜黄，加炮甲珠三钱，川杜仲二钱，续断二钱。

三诊：连服四剂，下肢疼痛亦见减轻，行动有力，拟予丸方服一个月。每日午服重庆大药丸子十粒，每日早晚各服活络丹一丸。（《施今墨医案·内科病案》）

侯男，四十五岁。

半年以来，两腿足踝寒冷疼痛，逐渐加重，近来阴囊亦感湿冷，少腹时痛，饮食二便尚无变化，舌质淡，苔薄白，脉沉迟而涩。

川附片三钱，大熟地三钱，金狗脊五钱，杭白芍三钱，北细辛钱，炙甘草钱，川桂枝二钱，春砂仁钱，盐小茴二钱，巴戟天二钱，盐荔核三钱，胡芦巴二钱，川楝子二钱（醋炒），盐橘核三钱，台乌药二钱。

二诊：服二剂无大变化，陈寒痼冷非能速效，前方加仙灵脾二钱，再服四剂。

三诊：前方服四剂，少腹未痛，两腿寒冷见效。

加破故纸二钱，炙黄芪六钱，汉防己三钱，去川楝子、狗脊。

四诊：服四剂，两腿足跗之寒冷感较前减轻，阴囊湿冷亦有好转。每日早服桂附八味丸一丸，晚服参茸卫生丸一丸。服一个月，白开水送服。（《施今墨医案·内科病案》）

李男，三十八岁。

病起于去年夏末，两膝关节肿胀，经第三医院治疗，诊为风湿性关节炎。今年八月以来，两膝关节足跗肿胀疼痛，影响睡眠，口渴而又思饮，手心足心均感发热，饮食二便尚属正常，舌质红，苔淡黄而腻，脉象弦数。

茅苍术二钱，黑豆衣四钱（另用热黄酒淋三次），怀牛膝二钱，酒地龙三钱，川黄柏三钱，桑寄生五钱，赤茯苓三钱，嫩桑枝五钱，赤小豆六钱，豨莶草四钱，汉防己三钱，花槟榔二钱，炙草梢钱，功劳叶三钱。

二诊：服药四剂，肿胀渐消，痛热未除，仍守原意，加清阴分之热。

赤白芍各三钱，地骨皮三钱，炒山栀三钱，北柴胡钱半，炒丹参二钱，鲜生地三钱，嫩青蒿钱半，炒丹皮二钱，鲜石斛三钱，东白薇二钱，桑寄生五钱，嫩桑枝五钱，油松节七钱，左秦艽钱半，炙草节二钱。

三诊：前方服四剂，热痛均减，肿胀大消，拟予丸药巩固。每日早晚各服豨莶丸三钱，晚间加服牛黄清心丸一丸。（《施今墨医案·内科病案》）

李女，十九岁。

病将两周，开始形似外感，发热、身痛，服成药无效，旋即肘、膝、踝各关节灼热样疼痛日甚，四肢并见散在性硬结之红斑。经北京同仁医院诊为风湿性关节炎。体温逐渐升至三十八度不退，行动不便，痛苦万分，大便燥，小溲赤，唇干口燥，舌质绛红，无苔，脉沉滑而数。

鲜生地四钱，忍冬花三钱，左秦艽二钱，鲜茅根四钱，忍冬藤三钱，汉防己三钱，牡丹皮三钱，紫地丁五钱，甘草节钱半，紫丹参三钱，紫草根二钱，桑寄生四钱，嫩桑枝四钱，黑芥穗二钱，紫雪丹三钱。分二次随药送服。

二诊：药服二剂，热少退，病稍减。

拟前方加山栀二钱，赤芍药三钱，赤茯苓三钱。

三诊：前方服二剂，大便通，体温降至三十七度二，疼痛大减，红斑颜色减退。

原方去紫雪丹、忍冬藤、紫地丁，加当归三钱，松节三钱，白薏仁四钱。（《施今墨医案·风湿性关节炎》）

刘女，二十一岁。

头晕心悸，关节游走疼痛，时已二月，屡经西医诊治，据云为风湿性关节炎。注射针药稍见好转，迄未痊愈。近来腰腿酸痛更甚，月经少，色黑暗，舌苔薄白，六脉沉滞。

酒当归三钱，春砂仁钱，赤白芍各三钱，生熟地各二钱，北细辛钱，川桂枝钱，酒川芎钱半，桑寄生五钱，醋柴胡钱，嫩桑枝五钱，左秦艽钱半，油松节七钱，金狗脊五钱，豨莶草四钱，功劳叶四钱，片姜黄二钱，乌蛇肉六钱，炙草节三钱。

二诊：药服四剂，疼痛稍减，仍头晕心悸，前方加重散风药。

川羌活钱，千年健三钱，生熟地各二钱，川独活钱半，油松节七钱，春砂仁钱，追地风三钱，金狗脊五钱，北细辛钱，左秦艽二钱，蔓荆子三钱，杭白芍四钱，嫩桑枝五钱，酒川芎钱半，桑寄生五钱，酒当归三钱，甘草节二钱，川杜仲三钱，川续断三钱。

三诊：服药三剂，疼痛大为好转，只心悸仍作，睡眠不实，拟丸方图治。

以二诊处方三剂，共研细面，炼蜜为丸，每丸重三钱。每日早晚各服一丸。（《施今墨医案·风湿性关节炎》）

景女，四十三岁。

左肩背疼痛，项强不适，运用不自如，时已三月之久，近感头晕心悸，舌苔薄白，脉象沉涩。

羌独活各钱，杭白芍三钱，酒地龙三钱，生熟地各二钱，炒远志三钱，桑寄生五钱，北细辛五分，嫩桑枝钱半，旋覆花二钱、新绛二钱（同布包），春砂仁钱，片姜黄三钱，酒川芎钱半，炙草节二钱，川桂枝钱半，油当归三钱（酒炒）。

二诊：前方服三剂，头晕心悸好转，肩臂疼痛减轻。

前方加指迷茯苓丸二钱，随药送服。

三诊：服三剂，肩臂颈项疼痛均减，已能自己梳头，运动较前自如，前方不变，再服四剂。（《施今墨医案·其他科病医案》）

张男，三十二岁。

去年一月间曾患腰痛，连及右腿酸楚，不能直立，夜间痛甚不能安眠。曾住协和医院四十余日，近月余，斯症再发，已服西药及注射药针，并经针灸治疗，未见好转。舌质淡，苔薄白，脉象沉迟。

杭白芍四钱，金狗脊五钱，宣木瓜三钱，川桂枝二钱，大熟地三钱，茯苓神各三钱，川附片三钱，春砂仁钱，乌蛇肉七钱，北细辛钱，油松节两，川杜仲三钱，沙蒺藜三钱，功劳叶五钱，川续断三钱，白蒺藜三钱，酒川芎钱半，炙甘草三钱，虎骨胶二钱（另烊兑服）。

二诊：服二剂无变化，药力未及也，拟前方加重药力。

杭白芍二钱，川桂枝二钱，川附片三钱，破故纸三钱，巴戟天三钱，川杜仲三钱，川续断三钱，大熟地三钱，春砂仁钱，北细辛钱，左秦艽二钱，乌蛇肉七钱，茯苓神各三钱，白薏仁六钱，炙草节三钱，虎骨胶二钱（另烊兑服）。

三诊：前方服三剂，已生效力，疼痛减轻，腰脚有力。

前方加黄芪七钱，追地风三钱，千年健三钱，威灵仙三钱，去茯苓、茯神、薏仁。

四诊：药服三剂，更见好转，基本已不疼痛，行动便利，拟用丸方巩固。

以三诊处方三付共研细面，炼蜜为丸，每丸重三钱。早午晚各服一丸。（《施今墨医案·内科病案》）

赵女，二十七岁。

素患风湿性关节炎，屡经治疗，时愈时发，近因产后匝月，周身骨节又现疼痛，下午发热，尤以入夜为重，有时鼻衄，头晕，有痰，大便秘结，小溲短赤。舌质红，苔薄白，脉现浮紧而数。

赤白芍各二钱，粉丹皮二钱，豨莶草四钱，银柴胡钱半，紫丹参三钱，东白薇钱半，嫩青蒿钱半，左秦艽钱半，瓜蒌子三钱，瓜蒌根三钱，黑芥穗二钱，油当归四钱，鲜生地五钱，片姜黄钱半，嫩桑枝四钱，桑寄生四钱，鲜茅根五钱，油松节七钱，炙草节二钱。

二诊：药服二剂，鼻衄已止，午后发热减退，周身筋骨疼痛减轻，大便干燥。

前方去白薇、瓜蒌根子、丹皮、丹参，加鲜石斛三钱，炒山栀二钱，全瓜蒌七钱，风化硝二钱，晚蚕砂三钱，炒皂角子三钱。

三诊：药服四剂，发热退，身痛减。前方去银柴胡、青蒿、黑芥穗，再服四剂。（《施今墨医案·内科病案》）

◆ **痿证**

周男，二十五岁。

病起于1947年，自觉下肢无力酸楚，坐久即感麻木，后逐渐加重，起立行动均感困难，现只能勉强以足跟着地行走数米。屡经中西医治疗，未见好转，哈尔滨医大骨科诊断为急性进行性肌营养不良症。平素饮食尚可，二便正常，舌质淡苔白，脉沉滑。

炙黄芪七钱，汉防己三钱，於白术三钱，炙甘草二钱，薏苡仁四钱，宣木瓜三钱，杭白芍三钱，云茯苓三钱，豨莶草五钱，川桂枝三钱，酒当归二钱，紫河车三钱，桑寄生七钱，功劳叶四钱，虎骨胶二钱（另烊兑服）。

二诊：前方服二剂，甚平和，有小效。病已深久，非二剂可痊，原方加党参三钱，服三剂。

三诊：药服三剂，两腿自觉有力，痛麻减轻，初见功效，仍遵前法图治。

杭白芍三钱，炒白术三钱，炒桑枝五钱，海桐皮四钱，米党参三钱，川桂枝二钱，酒当归三钱，黑豆衣四钱（另用热黄酒淋三次），云茯苓三钱，汉防己三钱，炙黄芪七钱，桑寄生五钱，豨莶草四钱，紫河车三钱，炙草节钱，虎骨胶二钱（另烊兑服）。

四诊：前方服四剂，已能连续行走四百余米，希予常方回家休养。

杭白芍三钱，川桂枝三钱，炙黄芪七钱，汉防己三钱，云茯苓三钱，炒白术二钱，海桐皮四钱，炒桑枝五钱，酒当归三钱，川杜仲三钱，川续断三钱，桑寄生五钱，紫河车三钱，豨莶草四钱，炙草节三钱，虎骨二钱（另烊兑服）。（《施今墨医案·内科病案》

◆ **腰痛**

王女，三十四岁。

病已十日，初起症如感冒，旋即腰部感觉疼痛，排尿时尤觉不适，小便混浊，尿意频频，而尿量减少。经西医诊为急性肾盂肾炎。饮食尚可，因排尿频频，卧不安枕，苔薄白，舌质红，六脉浮数。

车前草三钱，炒韭菜子三钱、血余炭三钱（同布包），海金沙三钱、益元散四钱（同布包），旱莲草三钱，金银花四钱，白薏仁四钱，川黄柏钱半，白茅根两，赤白苓各三钱，炙草梢钱，条黄芩二钱，炒泽泻三钱，淡竹叶二钱，血琥珀末钱（分二次冲）。

二诊：服药四剂，尿量增多，疼痛减轻，排尿时仍感不适，小便混浊不清。

台乌药二钱，川萆薢三钱，益智仁钱半，石菖蒲钱半，川黄柏钱半，炒莱菔子三钱（布包），滑石块三钱（布包），金银花四钱，血余炭三钱、海金沙三钱（同布包），炒泽泻三钱，白薏仁四钱，炙草梢钱，淡竹叶二钱，小木通钱半，云苓块三钱，白茅根两。

三诊：前方又服四剂，腰际及排尿时之疼痛已见好。小便清长不混，拟予丸方收功。

每日早服萆薢分济丸三钱，晚服知柏地黄丸三钱，连服十日，白开水送下。(《施今墨医案·内科病案》)

◆ **疼痛**

崔男。

平素不善饮酒，昨日赴筵，经友勉强劝饮，服麦酒过猛，食道辣痛，热汤及面饭诸食物，均不敢下咽，急用止痛消炎法。连服四剂，渐即痊愈。

旋覆花钱半、代赭石四钱（同包），蒲公英三钱，大力子二钱，丹参四钱，干薤白三钱，苦桔梗钱半，枳椇子二钱，葛花二钱，酒条芩二钱，炙甘草钱，茜草根二钱，郁金钱半，壳砂仁钱半，赤白芍各二钱。(《施今墨医案·内科病案》)

邝女，五旬余。

下眼窝处时时疼痛，用手揉之痛可稍止，拟通络止痛法。

酒川芎钱半，白僵蚕钱半（炒），酒地龙二钱，白芷钱半，北防风钱半，炒芥穗钱半，条黄芩二钱，羌活、独活各五分，杭白芍四钱，醋柴胡钱（同炒），炙甘草七分，大生地三钱、细辛三分（同捣），桃仁、杏仁各二钱，酒当归三钱，薄荷梗钱半。(《施今墨医案·内科病案》)

孙男，五十九岁。

左股剧痛，不能弯侧，因之膝踝皆疼，步履艰难，其余如常，是乃坐骨神经痛。拟舒展筋络、抗止神经疼痛法。

南天烛三钱，黑豆衣五钱（加热酒淋三次），杭白芍五钱、桂枝木七分（同炒），生熟地各二钱、细辛三分（同捣），功劳子三钱，汉防己三钱，宣木瓜二钱，左秦艽钱半，金狗脊（去毛）五钱，广寄生六钱，川杜仲（炒）三钱，酒当归三钱，生黄芪八钱，酒川芎钱半，甘草节钱。

二诊：服三剂痛稍已，未见大效，仍用前法，但殊嫌黄芪增助抵抗之力尚小，乃加制附片钱半，以资补充，试观如何。

三诊：又服三剂，病去大半，因去细辛，嘱再服三四剂而愈。（《施今墨医案·内科病案》）

### ◆ 虫证

侯男，二十九岁。

经常头晕沉重，心跳，气短，脘腹时痛，大便日行二三次。周身疲软无力，食欲尚好，但食后恶心。曾按神经官能症治疗无甚效果，日前经北大附属医院检查，大便有绦虫卵。舌苔薄黄，六脉细弦。

花槟榔一两，南瓜子二两（打），乌梅肉钱半，炒萸连各钱，炒芜荑二钱，苦桔梗钱半，紫厚朴钱半，大腹皮三钱，风化硝三钱，炒於术三钱，炙甘草钱半。

另：雷丸面三钱，分二次随药送服。

二诊：药服一剂，今晨腹绞痛，肠鸣辘辘，大便稀，并下一团虫体，用水洗涤，泡入玻璃瓶送来检查。据查为绦虫，头尾计长一米九十。嘱将前方留作备用，下月再检大便，如有虫卵仍取原方，今日另开丸方，恢复体功。每日早晚各服人参健脾丸一丸，连服二十日。（《施今墨医案·内科病案》）

### ◆ 疟病

郭男，五十九岁。

发疟疾先冷后热已六次，隔日一作，热后汗出头痛，全身乏力，口干渴，大便二三日一解，小溲黄赤，纳食减少。舌苔白、中间黄，六脉弦数。

川桂枝五分，白苇根五钱，冬桑叶钱半，北柴胡钱半，白茅根五钱，嫩桑枝七钱，赤白芍各二钱，生石膏五钱（打，先煎），肥知母二钱（米炒），酒黄芩三钱，法半夏二钱，米党参三钱，煨草果钱半，炒常山钱半，炙草梢二钱。

二诊：前方连服四剂，寒热未作，大便已通，仍干燥。口渴减轻，全身酸软乏力。

前方去常山、草果，加晚蚕砂、炒皂角子各三钱（同包），桑寄生五钱。

三诊：前方又服四剂，已经八日寒热未再发作，惟觉疲软无力，纳食未复而已。（《施今墨医案·内科病案》）

刘女，二十余岁。

间日疟已发三次，恶寒，发热，口渴，头痛，胸间堵闷，食欲不振，拟用杀菌退热法。

赤白芍各三钱、银柴胡钱半（同炒），大生地、鲜生地各三钱，知母二钱，桂枝木五分，清半夏三钱，常山苗钱半，酒芩三钱，煨草果钱半，鲜苇根一尺，鲜茅根四钱，生鳖甲四钱，丹皮、丹参各二钱，生石膏三钱，花旗参钱半，炙甘草钱。

二诊：前方连服二剂，寒热均退，头痛瘥，渴亦止，惟体力觉弱，食欲不振，再拟开胃进食、兼助体功法。

玫瑰花、代代花各钱半，佩兰叶三钱，花旗参钱半，焦远志二钱，生内金三钱，生谷芽、生麦芽各三钱，炒枳壳钱半，苦桔梗钱半，紫丹参三钱，何首乌三钱，赤白芍各二钱。(《施今墨医案·内科病案》)

◆ **疹子**

胡男，四十余岁。

高热两日，头、项及胸部已现猩红色细疹，咽痛，口渴，神倦思睡，大便五日未行。

鲜苇根一两，鲜茅根五钱，忍冬花、忍冬藤各三钱，紫草茸二钱，紫地丁三钱，青连翘三钱，紫浮萍钱半，蝉退衣钱半，赤芍药三钱，黑芥穗二钱，甘中黄二钱，炒香豉四钱，山栀皮二钱，霜桑叶三钱，粉丹皮二钱，大力子二钱，板蓝根三钱，大青叶二钱。

二诊：前方服一剂，猩红细疹，满布全身，此为毒邪外出之象，高热稍降，咽头仍痛，口渴，不食便结，再进清血解毒退热剂。

鲜苇根一两，鲜茅根五钱，鲜生地五钱，蒲公英三钱，紫草茸钱半，苦桔梗三钱，炒枳壳钱半，赤芍药三钱，粉丹皮二钱，大力子二钱，板蓝根二钱，青连翘三钱，酒条芩二钱，甘中黄二钱，乌犀角五分，忍冬花、忍冬藤各三钱。

三诊：前方仍服一剂，胸项细疹已现退象，高热下降为三十七度八，大便通而不畅，仍不思食，咽痛稍减，微咳，仍进清血解毒退热剂。

鲜茅根、鲜生地各五钱，酒条芩三钱，赤芍药三钱，粉丹皮二钱，青连翘三钱，紫草茸钱半，苦桔梗钱半，甘中黄二钱，锦灯笼二钱，橄榄核三钱，黑芥穗二钱，炙前胡、炙白前各钱半，白杏仁二钱，干薤白二钱，炒枳壳钱半，炙紫菀、炙广皮各钱半，蒲公英三钱，大力子二钱。

四诊：前方连服二剂，猩红细疹均已退净，表皮渐渐落屑，体温三十七度，咽痛已止，咳嗽未减，大便虽通，仍不思食。

炙前胡、炙白前各钱半，玫瑰花、代代花各钱半，杏仁二钱，旋覆花二钱、夏曲二钱（同布包），炙紫菀、炙广皮各钱半，薤白头二钱，稻芽五钱，苦桔梗钱半，佩兰叶三钱，炒枳壳钱半，赤芍二钱，生内金三钱，海浮石三钱、苏子钱半（同布包），大生地、鲜生地各三钱，炙桑皮、炙桑叶各钱半。

五诊：前方服二剂，咳减，痰少，略思饮食，惟觉气短身弱，此为病邪已退、正气未复之象也。

炙白前、炙紫菀各钱半，炙苏子、炙广皮各钱半，旋覆花二钱、夏曲二钱（同布包），黛蛤散三钱、海浮石三钱（布包），玫瑰花、代代花各钱半，焦远志二钱，花旗参钱，生内金三钱，奎白芍三钱，白杏仁二钱，生谷芽、生麦芽各三钱，薤白头二钱，佩兰叶三钱，金石斛、铁石斛各三钱。（《施今墨医案·内科病案》）

王女，三十二岁。

病历四日，初起寒热并作，继而喉痛，右颈亦肿，昨日全身遍起红疹微痒，小便短赤，舌苔白垢，脉数。

大力子二钱（炒），赤芍药四钱，白茅根四钱，赤茯苓三钱，白苇根四钱，马勃绒钱半、青黛钱（同布包），山慈菇三钱，嫩桑枝五钱，苦桔梗钱半，青连翘三钱，冬桑叶三钱，佩兰叶三钱，厚朴花二钱，山栀衣钱半，蝉退衣钱半，玫瑰花二钱，甘草梢钱。

二诊：服药二剂，寒热退，红疹消，颈肿见好，喉痛减轻，但左颊又显红肿，触之皮肤有热感，食纳不佳。

金银花二钱，青连翘三钱，鲜石斛三钱，金银藤二钱，鲜生地三钱，大力子二钱，川黄连二钱，苦桔梗钱半，瓜蒌皮二钱，条黄芩二钱，瓜蒌根二钱，马勃绒钱半、青黛钱（同布包），玫瑰花钱半，冬桑叶二钱，厚朴花钱半，佩兰叶三钱，嫩桑枝六钱，炒谷芽三钱，炒麦芽三钱，甘草梢钱半。

三诊：前方服二剂，又觉发寒热，左颊肿痛较甚。

鲜茅根四钱，忍冬藤三钱，赤茯苓三钱，鲜苇根四钱，忍冬花三钱，赤芍药三钱，炒香豉三钱，黑芥穗三钱，苦桔梗钱半，炒山栀二钱，大力子三钱，粉丹皮三钱，南花粉四钱，轻马勃钱半、青黛钱（同布包），青连翘三钱，大生地三钱，鲜生地三钱，粉甘草钱。

四诊：服药三剂，寒热退，左颊红肿未再扩大，但未见消，心烦，不思食。

前方去炒香豉、山栀衣，加蒲公英五钱。

五诊：服药二剂，左颊红肿见消，寒热未作，小便短赤。前方去大力子、芥穗，加酒黄连钱，酒黄芩三钱。(《施今墨医案·内科病案》)

# 妇科医案

## ◆ 月经无定期

郝女，三十五岁。

十四岁月经初潮，经期无定，时赶前，时错后，结婚十年未孕。近年来，月经每至量极多，只能睡卧不能行动，时有带下，腰酸，身倦，目眩，耳鸣，睡不安，多噩梦。舌质淡，六脉沉细而软。

每日早服强心丹十八粒，晚服玉液金丹一丸。

二诊：服丸药二十日，期间月经曾来，量已减少，血色正常，腰酸、腿痛、少腹不适等症均较往日为轻，拟予汤药四剂，更服前次丸药二十日观察。

生熟地各三钱，醋柴胡钱半，川杜仲二钱，杭白芍三钱，川续断二钱，酒黄芩五钱，当归身三钱，酒川芎钱半，陈阿胶三钱，祁艾叶二钱，炒远志三钱，鹿角胶三钱，炒山萸四钱，巴戟天三钱，淡苁蓉七钱，炙甘草钱。

三诊：汤药丸剂共服二十日，月经二十九天来潮，量已正常，白带甚少，腰腹酸痛均减，头晕、目眩、耳鸣、心跳亦大为好转，精神旺健，仍用丸剂治病。

每日早服天王补心丹一丸，午服八宝坤顺丸一丸，晚服参茸卫生丸一丸。

四诊：服药三十日，月经未见，精神极好，前有之头晕、目眩、心跳、耳鸣诸证逐渐消失，食睡均佳。

嘱再服丸药一个月。

五诊：又服丸药一个月，情况很好，月经仍未至，遂停药一个月。

现症：食后恶心呕吐，畏油腻，喜食酸，六脉均滑，已有怀孕现象，拟和胃止呕法。

砂仁壳钱半，玫瑰花二钱，豆蔻壳半钱，厚朴花二钱，旋覆花半钱，半夏曲二钱，白扁豆八钱，野於术半钱，青皮炭二钱，广皮炭二钱，香稻芽三钱，炙甘草钱。（《施今墨医案·妇科病医案》）

### ◆ 月经过多

施女，二十二岁。

十八岁月经初至，二十岁结婚，流产两次。每届天癸之期，经水特多，白带绵绵，全身疲软无力，精神萎靡，舌苔正常，脉象细弱。每日早服定坤丹半丸，午服参茸卫生丸一丸，晚服玉液金丹一丸。

二诊：药服三十日，月经来时已大为减少，白带亦不多见，体力渐强，精神好转，仍用丸药治疗。

每日早服参茸卫生丸一丸，午服龟龄集半瓶，晚服玉液金丹一丸。

三诊：服药一个月，因月经未来遂停药，今已两届经期天癸未见，时时恶心欲呕，已有怀孕现象，头晕、少腹坠，患者因已流产两次，希望保胎，拟和胃保胎治之。

鹿角胶二钱，阿胶珠三钱，山萸肉八钱，黑芥穗一钱，醋柴胡钱半，砂仁钱，黑升麻钱，杭白芍三钱，熟地三钱，玫瑰花钱半，桑寄生三钱，野於术、代代花各钱半，炙甘草五分，白扁豆八钱。

四诊：服药六剂，颇觉平妥，食欲好转，希予常方保胎。

前方去升麻、芥穗、柴胡、杭芍，加党参三钱，黄芪四钱，白术钱半，枸杞三钱，每周服一二剂，至临产时停药。(《施今墨医案·妇科病医案》)

董女，二十二岁。

平素月经尚属正常，十日前因事急怒，又届经期，竟然暴下如注，十日未净，少腹时痛，别无其他症状，脉象大而软。

鹿角胶三钱（另烊化兑服），砂仁钱，醋柴胡钱半，阿胶珠三钱，生熟地各二钱，杭白芍三钱，酒川芎钱半，当归身二钱，醋祁艾二钱，白蒺藜四钱，炒远志三钱，炙甘草钱。

二诊：连服六剂，服至第三剂时血量大为减少，现症只余带下粉色。

嘱再服二剂，即可停药。(《施今墨医案·月经过多》)

周女，二十八岁。

其于1966年3月追述：1955年开始月经不调，每次月经量多，有时持续两三个月，每次出血后血色素都只有6克左右，经常输血，西医诊断为功能性子宫出血，治疗三年之久，见效不大。中医诊断为月经不调，数年来治疗效果仍不好。于1959年来北京治疗，在协和医院住院三次，病情仍不稳定。大出血时，注射、吃药都难止血。后请施老治疗，共服了三个方子就止了血，并怀孕了。妊娠三个多月时有流产先兆，在见红半小时后去协和住院，经医生检查可能是葡萄胎，故灌肠后4小时完全流产，产下一发育正常的男孩。同时发现子宫内有苹果大的一个瘤子，由阴道摘除。半年后作了子宫腔碘油造影，发现子宫腔内有三四处突出不平，确诊为子宫黏膜下肌瘤。由于瘤子影响，所以经常出血不止。1960年协和医院医生考虑手术将子宫摘除。因当时贫血严重，需休养恢复一段。出院后，1960 年 11 月又请施老治疗，服汤药五剂血止，服用丸药一个半月再次怀孕。西医讲我有二十多个子宫肌瘤，不可能坐住胎儿，动员我作流产。因我没有小孩，因此又去找施老求治。服施老的保胎药，情况一直很好。有时因工作忙忘记服药，就有小腹下坠的感觉，服药后四五十分钟这种感觉就没有了。超过预产期半个月还未生，大夫讲过的日子太多对胎儿不好，决定引产。两次引产都未生，最后剥膜引产才生一女孩。产后因肌瘤关系，子宫不能收缩，出血七个月，又服施老的处方，才止了血。止血后两个月也就是孩子十个月时，我又怀了孕，仍服前保胎药，以后又顺利地产一男孩，现已三岁多。两个孩子身体健壮，发育良好。

初诊记录（1960 年 11 月 5 日）：月经过多，有时出血不止已有五年，协和医院妇科确诊为子宫黏膜下肌瘤。曾小产四次。现又出血不止十余天，头晕心悸气短，腰疲乏力，面色少华。舌苔薄白，脉象细弱。

绵黄芪八钱，野党参四钱，熟地炭六钱，当归身五钱，炒地榆五钱，生地炭六钱，醋祁艾三钱，老紫草三钱，鸡血藤六钱，仙鹤草六钱，茜草根三钱，炙甘草二钱，陈阿胶四钱（另炖兑服）。

引：米醋六两，兑水，分二次煎药用。

二诊：服汤药五剂血即止，心悸减轻，仍感气短，腰疲，无力。病已多年，守法以丸药缓图。

早服妇科玉液金丹，每服六丸，午服补中益气丸，每服二钱，晚服安坤赞育丸，每服一丸。

三诊：服丸药一个半月后怀孕，后腰觉胀，纳差，大便偏溏。患者小产四次，已成滑胎之羔，拟用健脾补肾以固胎元。

绵黄芪二两，白人参两，於白术二两，当归身两，大熟地二两，酒炒云茯苓两，陈阿胶二两，川杜仲两（炒），桑寄生二两，苎麻根两，川续断两，桑螵蛸两，菟丝二两，条黄芩二两，怀山药二两，白扁豆二两（炒），炒建曲两，山萸肉二两，炙甘草两。

枣肉二斤煮极烂合为小丸，每日早晚各服二钱。

四诊：经服丸药，1961年10月20日顺产一女孩，现已两个月。

根据协和医院检查，子宫仍有大小肌瘤二十余个，准备产后三个月摘除子宫，现子宫因肌瘤影响尚未回缩，每日流血很多，腰酸疼，胃消化不好，二便正常，从发现肌瘤后，一直有低烧。肌瘤偏右侧，占子宫面积2/3，因系第一胎，本人希望不作子宫摘除手术。试以丸药调补气血兼化肌瘤，二个月后观察效果，如无效，则应手术。

紫河车二两，鹿角胶两，海藻二两，朝鲜参两，龟板胶两，昆布二两，炙黄芪两，甘枸杞两，黄精二两，於白术二两，山萸肉二两，当归两，醋艾叶两，老棕炭两，槐蘑两，陈阿胶两，地榆炭二两，白蔹两，炒枳壳两，大熟地两，苏木三两，炒建曲两，杭白芍两，紫草两，白蒺藜二两，玉蝴蝶二两，灵仙两，黑芥穗两。

上药共研细末，用米醋合为小丸，每日早晚各服钱。

五诊：服上药后血量明显减少，但仍有时出少量血，腰酸乏力，有时头晕，效不更方，原方再配一料续服。（《施今墨医案·妇科疾病》）

◆ **经期延长**

臧女，二十岁。

十六岁初潮，经期尚准，半年以来经行虽按期，但时间逐渐延长。每来一周多始完，最近两个月竟淋漓不止，头晕目眩，心悸气短，胸闷胀，食不香，腰痠神疲，二便、睡眠正常。舌苔薄白，脉象沉细有力。

黑升麻钱，生牡蛎三钱、生龙齿三钱（同打，包），五倍子钱、五味子钱（同捣），黑芥穗二钱，白蒺藜三钱，沙蒺藜三钱，生熟地各二钱、砂仁钱（同捣），杭白芍三钱、柴胡钱半（同炒），鹿角胶二钱（另溶兑服），阿胶珠三钱，山萸炭五钱，茅根炭五钱，米党参二钱，厚朴花二钱，玫瑰花二钱，柏叶炭三钱，莲房炭三钱，炒建曲三钱。

二诊：服药两剂，月经显著减少，但仍未断，心跳气短，头晕依旧，食不香，胸胀闷，脉象如前，仍按上方加减。

黑升麻钱，川杜仲三钱（炒炭），黑芥穗二钱，川续断三钱，生牡蛎三钱、生龙齿三钱（同打，同布包），阿胶珠三钱，生熟地二钱、砂仁钱半（同捣），酒黄连钱，杭白芍三钱、醋柴胡钱半（同炒），山萸炭五钱，厚朴花二钱，莱菔子二钱（炒），仙鹤草四钱（炒），玫瑰花二钱，莱菔英二钱（炒），茅根炭五钱，谷麦芽各三钱，沙蒺藜三钱，炒远志二钱，酒黄芩二钱，白蒺藜三钱。

三诊：服药三剂月经已止，食欲转佳，胸腹闷胀已愈，惟仍头晕目眩，心悸气短，下午感觉烦热，脉象不似从前之沉细。气血已亏，来复需时，改服丸剂以善后。

每日早午各服人参归脾丸一丸，夜晚服玉液金丹一丸。共服三十日。（《施今墨医案·月经过多》）

◆ 闭经

褚女，三十岁。

既往月经基本正常，无任何特殊症状，去夏以来，发现月经延期，量少，且开始周身不适，食欲减退，腰腿酸楚。去年九月最后一次经行以后，至今十个月迄未再来，但无发烧、咳嗽、消瘦等现象。近来则感头晕、腰痠，不思饮食，经仍不至而求诊。舌苔白而微腻，脉象弦涩。

川杜仲三钱，生熟地各二钱、砂仁钱半（同捣），杭白芍三钱、柴胡钱半（同炒），川续断三钱，沙蒺藜三钱，白蒺藜三钱，酒川芎钱半，苦丁茶钱半，鹿角胶二钱（另溶兑服），野於术二钱，酒当归三钱，金狗脊四钱，酒丹参三钱，绿萼梅二钱，谷麦芽各三钱，炙甘草钱。

二诊：服药三剂，诸症如前，原意疏方继服。

全当归三钱，左金丸二钱（布包），酒丹参三钱，生熟地各二钱、砂仁钱半（同捣），野於术二钱，旋覆花钱、真新绛钱半（同布包），酒川芎钱半，鹿角胶二钱（另溶兑服），阿胶珠三钱，谷麦芽各三钱，赤白芍三钱、柴胡钱半（同炒），茺蔚子二钱，绿萼梅二钱，广陈皮二钱，怀牛膝三钱，炙甘草钱。

上药嘱服六剂，并于每晚临睡时服玉液金丹一丸，共服十五天。

三诊：患者照嘱服完汤药六剂，丸药十五天。四日前，月经来潮，量不多，色黑，脉象转趋流利尚带弦意，再本原方加减。

沙蒺藜三钱，桑寄枝四钱，白蒺藜三钱，桑寄生四钱，细辛五分、砂仁钱半（同打），生熟地各二钱，赤芍二钱，酒当归三钱，柴胡钱、桂枝钱（同炒），白芍二钱，油松节三钱，酒川芎钱半，蕲艾叶钱半，阿胶珠钱半，山楂炭三钱，炙草节二钱，旋覆花二钱、新绛二钱（同布包），鸡血藤五钱。

四诊：上次经行五天而止，三诊处方共服四剂，月事再延两月又来一次，血量仍少，四天而止，食欲已好，困倦痠楚之感大减，脉象沉而有力，恙延已久，拟服丸药，益气生血，以使阳生阴长。

酒丹参两，粉丹皮两，泽兰叶两，茜草根两，益母草四两（酒洗），茺蔚子两（酒炒），南红花两，沙苑子两，金毛脊两，功劳叶两，酒当归两，生熟地各两（酒炒），白蒺藜两，酒川芎两，酒川军两，鹿角霜两，炒枳实两，野於术两，海沉香五钱，春砂仁五钱，炙甘草两。

上药共为细末，加炼蜜，为小丸。每日早晚各服三钱，白开水送服。（《施今墨医案·闭经》）。

谢女，二十二岁。

月经一年未至，日形消瘦，精神疲怠，读书过目即忘。下腹坠痛，腰痠，微有白带，形体瘦弱，面色滞晦，舌质暗红，六脉沉涩。

两头尖三钱，凌霄花二钱，茜草根二钱，茺蔚子二钱（酒炒），酒元胡二钱，酒当归二钱，酒川芎钱半，酒丹参五钱，祁艾叶钱半，炙甘草钱。

二诊：服药四剂，在第二剂时即稍见红，以后则下黑紫色血，且有块，下腹坠痛及腰痠均见好。

每日早晚各服八宝坤顺丸一丸。连服一个月。（《施今墨医案·闭经》）

张女，二十三岁。

平素行经错后，本年初因家事不顺，心情郁郁，由二月至今五个月经水未来。腰背疼痛，食少，头晕，日渐消瘦，睡眠及二便尚属正常。舌苔薄白质暗，六脉沉涩而细。

柴胡钱半，砂仁钱半，玫瑰花钱半，赤白芍各二钱，生熟地各二钱，厚朴花钱半，益母草四钱（酒洗），酒川芎钱半，酒当归三钱，佛手花二钱，佩兰叶三钱，炒丹皮二钱，月季花二钱，泽兰叶三钱，炒丹参二钱，白蒺藜三钱，沙蒺藜三钱，炙甘草钱。

二诊：服药四剂，腰背疼痛减轻，食欲好转，惟月经仍未来。

前方加桂枝钱，细辛五分，再服四剂。

三诊：前方服四剂，月经已见，量少色暗，少腹坠痛，拟用丸方调理。

每日早服八宝坤顺丸一丸，晚服玉液金丹一丸。（《施今墨医案·闭经》）

◆ **痛经**

郝女，十六岁。

去岁天癸初行，量甚少，经来腹痛，食欲减退，两胁窜痛，情志不舒，时生烦躁，形体瘦弱，面色少华，舌苔腻，脉细缓。

醋柴胡钱半，春砂仁钱半，酒川芎钱半，杭白芍三钱，生熟地各二钱，酒当归三钱，醋祁艾钱半，阿胶三钱，炒枳壳钱半，香附米二钱，酒元胡二钱，炙甘草钱，厚朴花钱半，月季花钱半，紫苏梗钱半，玫瑰花钱半，代代花钱半，苦桔梗钱半。

二诊：服药三剂，食欲增，精神好，两胁已不窜痛，月经尚未及期，未知经来腹痛是否有效，嘱于经前三日再服前方，以资观察。

三诊：每届经前均服前方三剂，已用过四个月，均获效，月经量较前多，血色鲜，经期准，及期腰腹不觉疼痛，精神好，食欲强，面色转为红润，拟用丸方巩固。

每届经来一周，早晚各服艾附暖宫丸一丸。(《施今墨医案·痛经》)

武女，十六岁。

十三周岁月经初潮，三年间只来五次，每次腹痛甚剧，量少色黑，别无他症，舌苔正常，脉象沉迟。

盐橘核三钱，砂仁钱半，桂枝钱，盐荔核三钱，生熟地各二钱，柴胡钱，祁艾叶二钱，醋香附三钱，杭白芍三钱，酒当归三钱，阿胶珠三钱，酒川芎钱半，益母草四钱，台乌药二钱，酒元胡三钱，炙甘草钱，川楝子二钱。

二诊：服药六剂，适届经期，竟然未痛，遂嘱每于经前一周即服此方数剂。(《施今墨医案·痛经》)

### ◆ 崩漏

赵女，四十六岁。

于1954年4月发现阴道少量出血，无任何感觉，即往协和医院妇科（病历号10277）作活体组织检查，诊断为子宫颈癌2～3期，骨盆组织亦受浸润，已不宜作子宫摘除术，于当年5月深部X线治疗一个半月，后又住院作镭放射治疗，住院十日，全身症状逐渐出现，无力、衰弱、消瘦、阴道分泌物增多，大便时肛门剧烈疼痛，以致大汗，痛苦异常，自此每日注射吗啡两次，以求缓解。患者因惧痛而不敢进食，每日只吃流质，配合葡萄糖、维生素、肝精等注射，如此维持一年，病情愈益加重，身体更加衰弱。现症危重病容，形瘦骨立，气息微弱，面色苍白而浮肿，呻吟床第，呼号无力，每于痛剧难忍时，辄注射吗啡针，饮食大为减少，仅以流质维持，舌苔光嫩而有齿痕，脉象沉细无力。

青皮炭三钱，盐橘核三钱，广皮炭三钱，炒枳实钱半，晚蚕砂三钱，皂角子三钱，炒荔核三钱，川楝子三钱，杭白芍四钱，柴胡二钱，绿升麻钱，炒枳壳钱半，党参三钱，油当归四钱，炙绵芪七钱，淡苁蓉五钱，台乌药二钱，紫油朴钱半，仙鹤草八钱，炙甘草钱半，槐蘑与苏木各一两。

二诊：服药三剂，痛楚有所缓解，余症同前，而吗啡注射仍不能停，脉象、舌苔无改变，再以前方加力。第一诊原方继续服用，加开丸药方。

瓦楞子两钱，晚蚕砂五钱，牡蛎两，台乌药五钱，酒杭芍两，柴胡三钱，朝鲜参五钱，广木香钱半，绵芪一两半，鹿角胶两，紫油朴四钱，京三棱四钱，小青皮三钱，白术八钱，醋元胡五钱，淡吴萸三钱，沉香钱，炙甘草五钱，酒当归五钱。

共研细末，炼蜜为丸，早晚各服二钱。

三诊：服汤药二剂，疼痛继续减轻，两天来只在大便后注射吗啡一次，葡萄糖及维生素等未停，脉象虽仍沉细，较前有力，精神已显和缓，虚羸太极，不任攻补，希望气血调和，本元稳固，除旧即可生新。

盐橘核三钱，青皮炭二钱，川楝子三钱，晚蚕砂三钱，皂角子三钱，盐荔核三钱，广皮炭三钱，炒枳壳二钱，台乌药二钱，炒远志三钱，云茯苓二钱，炒地榆三钱，醋元胡三钱，云茯神二钱，木蝴蝶五钱，瓦楞子八钱，海浮石三钱，杭白芍三钱，醋柴胡钱半。

四诊：服药三剂（二诊所配丸药已开始服用），疼痛大减，自觉较前轻松舒适，已停止注射吗啡，当服完第三剂药后，觉阴道堵塞感，旋即挑出核桃大球形糜烂肉样组织一块，状如蜂房，质硬，饮食略增，可进半流食物，脉象已有起色，光嫩之舌质已转红润，元气已有来复之象，调气血，扶正气，尚觉合度，再从原意治疗，调摄冲任，去瘀生新。

盐橘核三钱，炒枳实钱半，川楝子三钱（醋炒），盐荔核三钱，炒枳壳钱半，醋元胡三钱，青皮炭二钱，炒地榆三钱，炒黄连各钱半，陈皮炭二钱，炒远志三钱，漂白术二钱，云茯苓三钱，云茯神三钱，油当归四钱，威灵仙四钱，杭白芍三钱、柴胡钱半（同炒），台乌药二钱，五味子二钱，炒山楂三钱，炙甘草钱半。

五诊：四诊处方共服三剂，症状继续好转，排便时之痛苦大为减轻，惟大便中仍有时带血及黏液，阴道分泌显著减少，饮食仍以半流为主，食量增加，葡萄糖等仍继续注射，脉象由沉弱转而有力，枯荣肤色已见活润，除继续服用丸剂之外，另备汤剂方随症服用，以冀徐徐图治，并嘱慎自调摄。

青皮炭二钱，云茯苓三钱，车前草四钱，广皮炭二钱，云茯神三钱，旱莲草四钱，盐橘核三钱，盐荔核三钱，金铃子三钱（醋炒），蕲艾炭二钱，醋元胡三钱，紫油朴钱半，炒枳壳二钱，米党参三钱，漂白术三钱，沉香曲二钱（炒），台乌药二钱，杭白芍三钱、醋柴胡钱半（同炒），半夏曲二钱，蓬莪术二钱，炙甘草二钱。

六诊：汤药只服六剂，服丸药半年，葡萄糖注射全停，诸症大为好转，大便已基本正常，便时尚觉坠胀，并无血及黏液，食欲增加，已可吃普通饭，脉象不似以前沉细，略带弦意，舌质基本正常，齿印亦消，脉症参合，病情稳定，或有获愈可能。改处丸方，适当投入培元之品，继续巩固。

每日早服逍遥丸二钱，下午服当归龙荟丸钱半，晚服参茸卫生丸一丸。先服十日，白开水送服。每日早服柏子养心丸三钱，午服逍遥丸二钱，晚服人参归脾丸二钱。继续服十日，白开水送服。

七诊：先后服丸药一年，在此期间，偶有大便带血及黏液现象，除感觉坠胀之外，已无任何症状，体重增加，颜面浮肿完全消失，干瘦皮肤已大见润泽，至1957年5月1日能自己下床活动，脉象平和，再更丸方及汤药备用方，于活瘀生新之中，注意恢复体力。

汤剂：白石脂、赤石脂三钱（同打，同布包），血余炭二钱、禹余粮三钱（同布包），陈阿胶二钱（另炖，分二次兑服），二仙胶二钱（另炖，分二次兑服），怀山药两（打碎，炒），黑升麻钱半，黑芥穗钱半，白苊仁六钱，台乌药二钱，西党参四钱，广皮炭二钱，云茯苓三钱，杭白芍三钱、醋柴胡钱（同炒），青皮炭二钱，云茯神三钱，炙黄芪七钱，苍术炭三钱，白术炭三钱，炙甘草七分。

丸剂：元胡索两，晚蚕砂两，台乌药两，蓬莪术两，威灵仙两，酒杭芍二两，广木香六钱，真沉香四钱，木蝴蝶两，酒当归两，小青皮五钱，京三棱五钱，绵黄芪三钱，二仙胶二两，陈阿胶两，软柴胡两，小枳实两，皂角子两（炒焦），桃杏仁各两（去皮尖，炒），何首乌两，炙甘草两。

共为细末，炼蜜为丸，重三钱。早晚各一丸，白开水送服。

在此期间，再去肿瘤医院妇瘤组检查，据述宫颈癌已完全治愈，自此每年检查一次，迄今未发现转移病灶及复发现象。现已照常操持家务。1957年～1964年5月，七年以来定期随访，仍健康如常。（《施今墨医案·妇科疾病》）

高女，四十七岁。

近一年来，经期不准，忽前忽后，忽多忽少。本月来潮二十余日未净，量多且有血块，背痛腰痠，头晕耳鸣，心跳气短，食欲不振，四肢无力，舌苔薄白，脉象虚弱。

野党参三钱，野於术二钱，炙甘草钱半，炒远志三钱，土杭芍三钱，柏子仁三钱，山萸炭五钱，莲房炭四钱，鹿角胶三钱，川续断二钱，沙蒺藜三钱，春砂仁钱半，川杜仲二钱，白蒺藜三钱，生熟地各三钱，五味子二钱，五倍子二钱。

二诊：前方服四剂，血已渐少，精神好转，食欲增，瘦楚减，睡眠甚安，心跳头晕显著减轻，仍有少量血块。原方去莲房炭，加玫瑰花、月季花各钱半，再服四剂。

三诊：血已止，症状除，但昨日突然眩晕、恶心，检血压为80/60毫米汞柱。遂又觉心跳，仍是血不上荣之症，拟补虚养血法。

党参三钱，当归身二钱，明天麻钱半，白薇二钱，鹿角胶二钱，阿胶珠三钱，远志二钱，沙蒺藜三钱，生龙骨三钱，狗脊五钱，白蒺藜三钱，生牡蛎三钱，菖蒲钱半，野於术钱半。（《施今墨医案·月经过多》）

靳女，二十九岁。

三年前由于过劳，适届经期，遂致淋漓不断。时少时多，日无间断，色黑紫有血块。腰腿瘦楚，少腹坠痛，头晕气短，倦怠无力。经协和医院检查诊断为子宫黏膜下肌瘤，本人不愿手术，故求诊中医设法。舌质淡并有齿痕，六脉沉迟而弱。

米党参三钱，干姜炭钱，祁艾炭三钱，苍术炭二钱，川续断三钱，黑升麻钱半，白术炭二钱，川杜仲三钱，黑芥穗钱半，生地炭五钱，五味子钱半，熟地炭五钱，赤石脂三钱、血余炭三钱（同布包），五倍子钱半，山萸炭六钱，鹿角胶三钱，陈阿胶三钱，紫厚朴钱半，炙甘草钱。

二诊：服药十剂，此间曾血止两日，为三年来未有之现象，而后血又再来，量甚少，色亦转淡红，头晕渐好，仍觉倦怠。前方照服，另用仙鹤草二两，荷叶两，红鸡冠花炭二两，伏龙肝三两（煮汤澄清代水煎药）。

三诊：又服十剂，出血大为减少，有时如红带，气短心跳、头晕均效，精神亦转佳，腰腿痠楚减轻，拟用丸方巩固。

每日早服安坤丹一丸，丸方玉液金丹一丸。（《施今墨医案·子宫肌瘤》）

龙女，五十六岁。

年逾五旬，经水未断，反而淋漓不绝，量不多，有白带，全身痠软，头晕腰疼，患者不能服汤药，要求以丸药治之，舌苔薄白，六脉细弱。

每日早服人参归脾丸三钱，午服紫河车粉钱，晚服强心丹十四粒。

二诊：服药十日后，诸证均减，血已少，白带不多，头晕心跳好转，精神亦佳，仍以丸药治。每日早服参茸卫生丸一丸。午服强心丹十二粒。晚服玉液金丹一丸。

三诊：服丸药二十日，经水已止，白带微量，腰痛头晕均大见好，精神较佳，两胁有时窜痛，心跳气短较前好转。每日早服逍遥丸二钱，午服强心丹八粒。晚服参苓白术丸二钱。

四诊：前诊三次，共服药二个月，诸证皆失，要求巩固疗效，防止再发。每日早服紫河车粉钱，晚服参茸卫生丸一丸。（《施今墨医案》）

余女，三十一岁。

经期不准，常有淋漓不断之象，此次月经已二十日不止，仍呈淋漓之状，血色淡，且有异味，腰腹时作痠痛，心跳、头昏、身倦、睡眠不稳，阴道时常有血，性交时亦出血，前由市立医院检查为子宫颈息肉，建议手术，患者愿求中医治疗。舌苔薄白，脉象缓弦。

贯仲炭二钱，陈阿胶二钱（另溶，分二次兑服），龟板胶二钱（另溶，分二次兑服），老棕炭三钱，黑升麻钱半，生地炭四钱，黑芥穗三钱，熟地炭四钱，杭白芍三钱、柴胡钱半（同炒），茅苍术二钱，川黄柏二钱，黑山栀二钱，川杜仲三钱，川续断三钱，熟女贞四钱。

二诊：服药三剂，血已减少，惟稀液异味，分泌仍多，脉弦转平。

前方加煅刺猬皮二钱，再服三剂。

三诊：前方服二剂之后，感觉腹部不适，旋于阴道中脱出如拇指大之黯红色软质肉块，但未见出血增多，仅有血性稀薄分泌物，精神紧张，神倦无力，食眠仍不佳，脱出之组织已送医院作病理检查，嘱仍将第三剂服完，俟检查结果再行复诊。

四诊：一周后携来检查结果，脱落物为子宫息肉，未见癌细胞，经妇科细检，宫颈正常，未再发现息肉，患者体力已弱，拟进调气理血之剂，并嘱注意调摄。

杭白芍三钱、柴胡钱半（同炒），生熟地各二钱（酒炒），陈阿胶三钱（另溶，分二次兑服），酒当归三钱，酒川芎钱半，粉丹皮三钱，熟女贞四钱，朱茯神三钱，朱寸冬三钱，玫瑰花二钱，代代花二钱。

五诊：患者服前方四剂后，精神体力均见好转，食眠俱佳，阴道血液及异味分泌完全停止，脉象平稳，本元日复，冲任渐充，嘱其注意调摄，可不服药矣。（《施今墨医案·妇科疾病》）

### ◆ 热入血室

李女，三十二岁。

教师，病历四日，发热、头痛、项强，经水适至，呕吐不食，心烦不能眠，甚则谵语妄言，口干，大便已四日未解。舌苔外白中黄，脉浮紧。

赤白芍各二钱，川桂枝钱，银柴胡钱半，川独活钱半，酒黄芩二钱，酒黄连一钱，紫丹参二钱，酒川芎钱半，粉丹皮二钱，姜竹茹三钱，炒陈皮二钱，香豆豉四钱（炒），蔓荆子二钱，法半夏二钱，晚蚕砂三钱、炒皂角子三钱（同布包），砂仁壳钱半，白苇根四钱，炙甘草钱，豆蔻壳钱半，白茅根四钱。

二诊：服前方二剂，发热减退，头痛减轻，颈项不强，仍感不适，呕吐止，大便已通，但干燥。

赤芍药二钱，炒柴胡钱半，蔓荆子二钱，杭白芍三钱，川独活钱半，酒川芎钱半，牡丹皮二钱，酒归尾二钱，鲜茅根三钱，细丹参二钱，鲜生地三钱，苦桔梗钱半，炒香豉三钱，莱菔英二钱，炒山栀二钱，莱菔子二钱，炙甘草钱。（《施今墨医案·内科病案》）

### ◆ 妊娠恶阻

梁女，二十五岁。

妊娠三月，有饥饿感而不欲食，饭后胸间堵闷欲吐，口干不喜多饮，舌苔薄微黄，脉滑数。

白扁豆二两，北沙参四钱，酒条芩二钱，金石斛三钱，香稻芽三钱，炒枳壳钱半，砂仁壳钱半，厚朴花钱半，豆蔻壳钱半，玫瑰花钱半，旋覆花二钱、炒半夏曲二钱（同布包）。（《施今墨医

案·妇科病医案》）

陶女，三十六岁。

妊娠已四月，仍是食后即吐，甚则呕出血液，困怠不堪，急来求治，舌红少津，六脉滑数。

金石斛二钱，砂仁壳钱，豆蔻壳钱，白扁豆八钱，旋覆花二钱，半夏曲二钱，鲜石斛二钱，姜竹茹三钱，酒条芩三分，炒萸黄八分，炒黄连八分，紫苏叶五分，炒陈皮钱半，生甘草钱。

二诊：服药四剂，呕血已止，且能略进饮食，去金、鲜石斛。加北沙参三钱，再服数剂。（《施今墨医案·妇科病医案》）

### ◆ 妊娠小便不通

刘女，二十八岁。

第二胎妊娠五个月，半月前感觉排尿不畅，初不介意，继则加重，小便频数，艰涩不爽而痠痛，色黄，大便干燥，食欲欠佳，夜眠不安，易发烦躁。舌苔白，根部发黄，脉象滑数。

川萆薢二钱，天麦冬各二钱，生地三钱，酒条芩二钱，南花粉三钱，草梢钱，炒枳壳二钱，火麻仁四钱，山栀钱半，台乌药二钱，益智仁钱半，茯苓三钱，川石韦二钱。

二诊：服药两剂，尿频大减，尿时仍有涩痛之感，大便已通，眠食转佳。

原方去火麻仁，加淡竹叶钱半。（《施今墨医案·妇科病医案》）

### ◆ 子晕

程女，三十四岁。

怀孕五个月，只是头晕，别无他症。舌苔正常，脉象滑但不满指。

炙黄芪三钱，当归身钱半，炒远志钱半，桑叶二钱，黄菊花三钱，酒生地三钱，黑芝麻六钱，鹿角胶二钱，阿胶珠二钱，白薇钱半。(《施今墨医案·妇科病医案》)

◆ **难产**

丁女，二十八岁。

患者平素体健，怀孕已足月，产前检查未见异常。昨日中午一点破水后，即送至某医院产科，至今日下午已超过二十四小时，仍未生产。检查无产道异常、胎位不正和胎儿畸形等情况，医院考虑作剖腹产手术，患者不愿，由其母前来问方。

菟丝子五钱，火麻仁六钱，赤白芍各二钱(打碎)，冬葵子四钱，油当归四钱，香附米二钱，紫河车三钱，炒桃仁三钱，炒枳壳二钱，炙甘草二钱。(《施今墨医案·妇科病医案》)

◆ **缺乳**

车女，三十三岁。

产后三月，乳水不足，月经仍按期而至，心跳，头晕，极易发怒，饮食二便及睡眠尚属正常，六脉虚软，左关较盛。

米党参三钱，砂仁钱，醋柴胡钱半，当归身三钱，熟地三钱，杭白芍三钱，炙黄芪四钱，鹿角胶三钱，炒远志三钱，甜瓜子两，炙甘草钱。

二诊：药服八剂，心跳头晕见好，乳汁量增，月经尚未及期，不知是否再来。

原方加阿胶三钱，五味子钱，可多服数剂。

三诊：前方共服十剂，月经及期未见，乳汁仍不甚足，精神好转，希予下乳方。

甜瓜子二两，赤小豆两，路路通四钱。(《施今墨医案·妇科病医案》)

### ◆ 乳痈

李女，二十六岁。

初产二十天，右乳房红肿胀痛，疼痛拒按。身觉寒热不适，病已四天。大便微干，小溲黄。舌苔薄白，脉象数。

蒲公英七钱，金银花五钱，青连翘三钱，全瓜蒌七钱，制乳没各三钱，当归尾二钱，香白芷钱半，山慈菇三钱，萱草根三钱，青橘叶三钱，王不留行三钱。

二诊：服药三剂，痛肿大为缓解，寒热已退。原方加贝母三钱，再服两剂。后于来诊他病时，得知二次服药后完全消肿。(《施今墨医案·妇科病医案》)

杨女，三十四岁。

产后九个月，仍在哺乳时期，两日前忽觉右乳房红肿胀痛，局部灼热，周身寒热，大便干燥，食欲不佳。舌苔微黄，脉数而弦。

山甲珠三钱，炒枳壳钱半，酒川芎钱半，酒当归二钱，山慈菇三钱，青连翘三钱，制乳没各三钱，川郁金三钱，苦桔梗钱半，忍冬藤二钱，杭白芍三钱，柴胡钱半，全瓜蒌六钱，薤白头三钱，忍冬花二钱，粉甘草钱。

二诊：进药三剂，寒热止，炎肿消减，自觉肿胀轻松，按之尚痛，大便甚畅，食欲增加，再按原意加减。

白杏仁二钱，酒当归三钱，山慈菇三钱，酒川芎钱半，全瓜蒌六钱，薤白头三钱，山甲珠三钱，杭白芍三钱、柴胡钱半（同炒），炒枳壳钱半，旋覆花二钱，代赭石四钱，制乳没各三钱，苦桔梗钱半，粉甘草钱。

以上共服三剂，肿胀全消，已能正常哺乳。(《施今墨医案·妇科病医案》)

◆ **阴痒**

王女，六十七岁。

阴部瘙痒，已有年余。搔甚则出黄水，其痒难忍，影响睡眠。经停于四十八岁，白带多，大便三四日一解。舌苔黄腻，六脉沉滑。

醋柴胡钱半，北细辛五分，车前子三钱（布包），杭白芍三钱，大生地三钱，车前草三钱，龙胆草钱半，酒当归三钱，川楝子三钱，海螵蛸三钱，白杏仁二钱，桑螵蛸三钱，晚蚕砂三钱、炒皂角子三钱（同布包），白薏仁二钱，酒川芎钱半，酒川军二钱，粉甘草钱。

二诊：服药四剂，瘙痒依然，但黄水较少，大便隔日一次。

前方加花椒五分，乌梅炭钱半，盐知母二钱，盐黄柏二钱。

另用熏洗方：蛇床子两，百部两，花椒五钱，煎汤外用。

三诊：前方服十剂，又加用熏洗方，瘙痒大减，白带亦少，希予常服方回乡。

龙胆草钱，川楝子三钱，生白果十枚（连皮打），北细辛五分，盐知母二钱，北柴胡钱半，生熟地各二钱，盐黄柏二钱，杭白芍三钱，沙蒺藜三钱，酒川芎钱半，桑螵蛸三钱，白蒺藜三钱，黑芥穗钱半，川花椒七分，炙甘草钱。(《施今墨医案·其他科病医案》)

### ◆ 脏躁

谢女，二十六岁，未婚。

患脏躁病，行动异常，哭笑无定，耳聋，目痴，感觉错误，语无伦次，手指战动，大便干燥，极易出汗，睡眠不安，拟安脑神法。

磁朱丸四钱，秫米三钱（布包），生铁落两（布包），炙甘草二钱，浮小麦两，紫石英五钱，紫贝齿八钱（同包），酒军炭钱半，全瓜蒌六钱、元明粉钱（同捣），枳实炭钱半，青竹茹二钱，广皮炭三钱，清半夏三钱，明玳瑁三钱，朱茯神三钱，大红枣十枚。

二诊：前方连服六剂，诸症均现安静，思想错误时亦知改悔，大便日日通畅，现象甚佳，惟有时长叹悲泣而已，仍拟前法多服为妙。

炙甘草二钱，浮小麦两，紫贝齿八钱、紫石英五钱（同包），磁朱丸四钱、秫米三钱（同包），龙胆草钱，野百合四钱，首乌藤五钱，白蒺藜五钱，节菖蒲钱半，明玳瑁三钱，清半夏三钱，条黄芩二钱，焦远志三钱，朱茯神三钱，大红枣十枚。（《施今墨医案·内科病案》）

# 儿科医案

◆ **温病**

吕男，三岁。

高热二日，头痛呕吐，四肢抽搐，颈项强直，角弓反张，昏不知人。经医院抽脊髓液检查，诊断为流行性脑脊髓膜炎。治疗两日未见好转，情势危急，拟服中药，以冀万一。口紧未见舌苔，六脉细数无伦。

龙胆草八分，白僵蚕钱半，酒地龙钱半，干蝎尾钱，全蜈蚣一条，双钩藤二钱，西洋参钱（另煎，兑服），首乌藤三钱，白蒺藜三钱，黄菊花二钱，酒杭芍三钱，大生地二钱，青连翘二钱，炙甘草八分，鲜生地二钱。

另：当门子半分，西牛黄一分，羚羊角二分，研细末分二次随药冲服。

二诊：昨日一昼夜尽一剂，夜间即现缓解，热势渐退，抽搐停止，神识仍昏迷，喂药曾吐一次。前方去当门子、西牛黄、蜈蚣、蝎尾、大生地、鲜生地。加郁金钱半，夏枯草钱，节菖蒲钱，明玳瑁钱半，仍用羚羊角粉二分随药冲服。

三诊：前方连服二剂，体温恢复正常，神志清楚，但精神倦怠思睡。病邪乍去，正气未复之象。

北沙参三钱，焦远志钱半，大生地三钱，盐元参三钱，寸麦冬钱半，黄菊花二钱，青连翘二钱，紫贝齿五钱，白蒺藜三钱，双钩藤二钱，杭白芍二钱，制首乌三钱，炙甘草五分。（《施今墨

医案·内科病案》)

吕姓小孩，三岁。

发高热，初起头痛，呕吐，继则角弓反张，昏不知人，流行性脑脊髓膜炎症。

龙胆草八分（酒炒），白僵蚕钱半（炒），酒地龙钱半，干蝎尾钱，全蜈蚣一条，双钩藤二钱，花旗参钱，首乌藤三钱，白蒺藜三钱，黄菊花二钱，杭白芍三钱（酒炒），大生地、鲜生地各二钱，炙甘草八分，青连翘二钱，当门子半分、西牛黄一分、羚羊角粉二分（研细末，二次分别冲服）。

二诊：服药后，诸症均减，角弓反张之状亦不再现，惟头痛时作，体力觉弱，神识时清时昏，高热渐退，再进镇脑消炎、舒展神经法。

龙胆草八分，双钩藤二钱，酒地龙钱半，杭白芍三钱，川郁金钱半，节菖蒲钱，白蒺藜三钱，首乌藤三钱，黄菊花二钱，青连翘二钱，大生地二钱，西洋参钱，焦远志钱半，明玳瑁钱半，夏枯草钱，炒白僵蚕钱，拌羚羊角粉二分（分二次冲服）。

三诊：前方连服两剂，热下降，头痛止，神识已清，惟倦怠思睡，此为病退，元气未复之象。

青连翘二钱，菊花二钱，焦远志钱半，花旗参钱半，白蒺藜三钱，钩藤二钱，制首乌三钱，紫贝齿五钱，大生地三钱，元参三钱，原寸冬钱半，杭白芍二钱，炙甘草五分。（本案似与上案"吕男，三岁"同案，待考。编者注。)(《施今墨医案·内科病案》)

◆ **感冒**

张女，四岁。

发热六日不退，经北京协和医院及第二医院均诊断为流行性感冒，服药打针，烧热未退，体温仍在三十九度左右，大便已六日未解，口渴思饮，不食，舌苔黄厚，六脉洪数。

酒黄芩钱，白苇根三钱，赤茯苓钱半，酒黄连五分，白茅根三钱，赤芍药钱半，黑芥穗钱，酒军炭钱，大生地钱半，青连翘钱，炒枳壳钱半，鲜生地钱半，佩兰叶钱半，粉甘草五分，紫雪丹五分（分二次冲服）。（《施今墨医案·内科病案》）

邹姓小孩，七岁。

感冒后发热，昏睡终日，唤之不醒，且有抽搐状态，急拟安脑神、退高热法。

安宫牛黄丸一丸，分二次服；鲜菖蒲二钱，煎汤代水送服。

二诊：昨日服药后，抽搐之状已无，神识仍不甚清，热已退至三十八度弱，症象虽佳，危险未解，再进安神、消炎、退热法。

白僵蚕钱半（炒），酒地龙钱半，鲜菖蒲钱半，龙胆草七分，酒条芩钱半，赤白芍各二钱，青连翘二钱，山栀衣钱，淡豆豉三钱，霜桑叶二钱，双钩藤钱半，蔓荆子钱半（炒），羚羊角粉二分（分二次冲服）。

三诊：前方连服二剂，神识渐清，自语头部胀大眩晕，口渴思饮，四肢无力，精神疲倦，体温三十七度六，拟再进前方，兼用强心法。

龙胆草五分，酒条芩钱半，鲜菖蒲钱半，白蒺藜三钱，双钩藤钱半，焦远志二钱，酒川芎钱半，酒地龙钱半，白僵蚕钱半（炒），花旗参钱，东白薇钱半，赤白芍各二钱，明天麻钱，明玳瑁二钱，青连翘三钱，羚羊角粉二分（分二次冲）。

四诊：前方又连服二剂，热已全退，神识已清，但头脑眩晕，身倦无力，拟用善后方。

紫石英四钱、生石决明五钱（同布包），龙胆草五分，白僵蚕钱半（炒），酒地龙钱半，东白薇钱半，酒生地三钱，酒条芩二钱，明玳瑁二钱，花旗参钱，焦远志二钱，白蒺藜四钱，天门冬、麦门冬各钱半，双钩藤钱半，明天麻钱。（《施今墨医案·内科病案》）

### ◆ 发热

郑女，七个月。

发热两日，体温三十八度左右，手足心甚热，时有汗出，啼哭烦躁，大便泻绿色沫，日行六七次，食乳如常。舌苔白，指纹色紫达于风关之上，脉滑数。

干苇根钱半，酒黄芩钱，赤芍药钱，干茅根钱半，酒黄连五分，赤茯苓钱半，煨葛根钱，蝉退衣钱，苍术炭钱，川厚朴五分，炒建曲钱，炒香豉钱半，白通草五分，赤小豆二钱，炙草梢五分。（《施今墨医案·内科病案》）

翟男，七岁。

三天前有感冒症状，不以为意，旋即参加学校秋季旅行，时在九月中旬。旅行归来，当夜病情加重，体温三十八度，头痛、恶寒、恶心，由中医治疗，认为感冒，服药二剂，病势未减，热度继续增高，上午三十八度五，下午四十度，即往某儿童医院就诊，诊断为肠伤寒，注射并服西药后，症状有增无已，转而神昏谵语（夜间尤甚），小便短赤，大便干燥，呕吐黄水，两眼朦胧，于清醒时则诉四肢麻木，腹痛口干。于是中西药并进，有云流感者，有云秋温者，有云停食受凉者。患儿已八日未大便，神昏谵语更形加重，家人惶惶，乃来求诊。舌苔黄厚垢腻，舌尖红，六脉劲而有力，略见徐缓。

鲜佩兰三钱，鲜苇根两，淡豆豉四钱，鲜生地六钱，鲜茅根六钱，山栀衣二钱，白杏仁二钱，条黄芩二钱，霜桑叶二钱，苦桔梗钱半，川雅连钱，嫩桑枝七钱，生内金三钱，黑芥穗二钱，赤芍药二钱，炒枳壳钱，鲜薄荷二钱，紫雪散钱（分二次冲服）。

二诊：药服三剂，体温降至三十七度七至三十八度之间，神识已清，大便已通，头痛呕吐均亦停止，惟诉疲倦无力，自觉饥饿求食，家人遵嘱，只给流质饮食及鲜果汁，面情目神灵活，脉象无大改变。舌苔减退变薄，恙势已有渐退之象，正气似有恢复之兆。

原方去紫雪散、薄荷，苇根改为六钱，茅根改为四钱，加原皮洋参钱半（另炖浓汁兑服）。局方至宝丹二丸，每服半丸，日二次。（《施今墨医案·内科病案》）

姜男，七个半月。

发高热已达一周（四十度至四十一度），经儿童医院检查，未发现特殊所见，经注射链霉素并服退热剂，高热一直未退。除高热外并无其他异常，惟精神欠佳，有时烦闹，无咳嗽及呕吐等症状。经服中医退热通便之剂，大便日泻数次，检验亦非肠道传染之象。昨日起病儿进入昏迷状态，不食亦不烦闹，无抽搐发生，热势依旧不退。现症为病儿半昏睡，面呈红色，唇赤不干，呼吸较粗而快，咽有痰鸣，指纹深红达气关之上，无汗。

白苇根钱半，赤茯苓钱半，炒香豉钱半，白茅根钱半，赤芍药钱，山栀衣五分，蝉退衣五分，酒黄芩钱，薄荷梗五分，甘草梢五分，荷叶梗半尺。

二诊：服药一剂，热即逐渐下降，连服三剂体温已趋正常，惟出汗甚多，大便仍泻，嗜睡，有时咳嗽，喉间痰鸣。病邪乍退，正气未复，应保胃气以免伤津。

西洋参五分，云茯苓钱半，炙白前钱，五味子四分，云茯神钱半，炙前胡钱，漂白术钱，苦桔梗钱，浮小麦四钱，焙内金钱半，光杏仁钱，白蒺藜钱，粉甘草五分。

三诊：服药三剂，诸症大减，已思食乳，大便微溏，未再来诊。昨晨抱出室外，过午又发高热，嗜睡不醒，并现呕吐，手足肢冷，大便腥臭，似不消化。春温初愈，又感风寒，拟和营卫、调理胃肠治之。

白苇根钱半，赤白芍各钱、桂枝三分（同炒），白茅根钱半，旋覆花钱、枇杷叶钱（同布包），赤茯苓钱半，扁豆衣钱，酒黄芩钱，赤小豆钱半，扁豆花钱，酒黄连五分，半夏曲钱，砂仁壳钱，黑芥穗钱，建神曲钱，豆蔻壳钱，甘草梢五分。

四诊：服药二剂，热已退，无精神，小便极少，大便下白黏物，仍不吃乳，呕吐已止。

车前子钱半（布包），赤小豆钱半，冬瓜子钱半，车前草钱半，赤茯苓钱半，冬葵子钱半，扁豆衣钱，半夏曲钱，酒黄芩钱，扁豆花钱，建神曲钱，紫油朴五分，白通草五分，灯心草二十寸，淡竹叶二十片，荷叶梗一尺。

五诊：前方服二剂未发热，小便增多，大便稀，仍不食乳。

扁豆衣钱半，苍术炭钱，赤茯苓二钱，扁豆花钱半，白术炭钱，赤小豆二钱，煨葛根钱，清半夏钱，酒黄连五分，川厚朴五分，赤白芍各钱，酒黄芩钱，白通草钱，甘草梢钱。

六诊：药服二剂，除大便溏、次数多，无精神外，余无他症。

前方加党参钱，淮山药三钱，去赤白芍。

七诊：前方服一剂，可能因食粥，大便又泻七八次，口干思水，未再服药，即来求诊。

苍术炭钱，酒黄芩钱，酒黄连五分，赤茯苓二钱，禹余粮钱半、血余炭钱（同布包），白术炭钱，米党参钱，建神曲钱，赤小豆二钱，淮山药三钱（打），半夏曲钱，煨葛根钱，白扁豆三钱，炙草梢五分，川厚朴五分，白通草钱。

八诊：服二剂，大便泻止，微溏，日二三次，唇红口干，啼闹不安。腹泻多日，津液已伤，宜养胃阴治之。

西洋参五分，金石斛钱，扁豆衣钱半，节菖蒲五分，鲜石斛钱，扁豆花钱半，赤白芍各钱，焙内金钱半，炙草梢五分。(《施今墨医案·内科病案》)

顾男，三岁。

麻疹退后两周，继发高热四十一度五，手足痉挛，呕吐，烦躁，神志不清，微咳，痰色如赭石，舌苔未能诊视，六脉细数无伦，手纹青暗，达于命关。

安宫牛黄散二分，每服一分；紫雪丹五分，分三次服。两药换用，一昼夜分五次服完。

二诊：昨日一昼夜服尽两药，未服完热已降，神志清，抽搐停止。今日体温三十八度二，咳嗽思睡。

旋覆花钱、代赭石钱（同布包），炙前胡钱，半夏曲钱、海浮石钱（同布包），炙紫菀钱，黛蛤散钱、枇杷叶钱（同布包），朱茯神钱，炙白前钱，炙化红钱，朱寸冬钱，白苇根二钱，赤茯苓钱半，杏仁泥钱半，白茅根二钱，赤芍药钱半，苦桔梗钱，西洋参五分，双钩藤钱半，蝉退衣钱，黄菊花钱半，龙胆草五分。

三诊：服药二剂，体温降至正常，神志清楚，咳嗽，体倦。前方再服二剂，即可停药。(《施今墨医案·内科病案》)

郭女童，年方六岁。

发热，恶寒，腹胀而痛，时欲呕吐，西医断为黑热病。

赤白芍各三钱（醋柴胡钱半，同炒不去），鲜茅根、鲜生地各四钱，竹叶、竹茹各二钱，酒条芩二钱，清半夏三钱，炒香豉三钱，山栀钱半，广皮炭三钱，炒丹参、炒丹皮各二钱，蝉退衣钱半，桃仁、杏仁各二钱，炙甘草五分。

二诊：腹胀未消，下午仍热，大便不通已五日，乃前方力薄，未达病所也。

鲜茅根、鲜生地各四钱，赤白芍各二钱（醋柴胡钱半，同炒不去），桃仁、杏仁各二钱，炮甲珠二钱，郁李仁二钱，清半夏三钱，鳖甲四钱，炒山栀钱半，炒丹参、炒丹皮各二钱，蓬莪术钱半，青蒿钱，酒黄芩二钱，淡竹叶二钱，炙甘草五分。

三诊：热渐退，腹渐软，大便一次极少。

赤白芍各二钱（醋柴胡钱半，同炒不去），桃仁、杏仁各二钱，鲜茅根、鲜生地各四钱，生龟甲、生鳖甲各四钱，酒条芩二钱，三棱钱半，炒丹参、炒丹皮各二钱，蓬莪术钱半，酒军炭钱，青蒿钱，炒山楂三钱，焦远志三钱，海浮石三钱、瓦楞子三钱（同醋煅，布包），炙草五分，炒山栀钱半。

四诊：前方连服二剂，腹胀大消，热亦下降至三十七度四。再拟消余肿、退余热法。

赤白芍各二钱（醋柴胡钱半，同炒不去），瓦楞子三钱、海浮石四钱（同醋煅，布包），龟甲、鳖甲各四钱，鲜茅根、鲜生地各四钱，酒军炭钱半，焦远志二钱，莪术钱，枳实炭钱，风化硝钱半、左金丸二钱（同布包），炒丹参、炒丹皮各二钱，於术六钱，酒条芩二钱，炙甘草八分。（《施今墨医案·内科病案》）

◆ **咳嗽**

刘姓小孩，年七岁。

咳将一月，已入痉咳期，拟用消炎止咳法。

炙前胡、炙白前各钱半，海浮石二钱、旋覆花钱半（同布包），半夏曲二钱、黛蛤散三钱（同布包），苦桔梗钱半，白杏仁二钱，炙麻黄三分，霜桑叶二钱，家苏子钱半，炙广皮、炙紫菀各钱半，冬瓜子四钱，云苓块三钱，炙甘草七分。

二诊：咳嗽已减，夜能安枕，口渴思饮，病邪已有外出之象。

炙钱胡、炙白前各钱半，炙麻黄二分，生石膏三钱，杏仁二钱，苦桔梗钱半，海浮石二钱、黛蛤散三钱（同布包），半夏曲二钱、苏子钱半（同布包），桑叶二钱，冬瓜子四钱，炙紫菀、炙广皮各钱半，炙甘草五分。

三诊：咳嗽大减。

前方去麻黄、石膏、甘草，加桑白皮钱半，酒条芩二钱，再服两剂。

四诊：前方服两剂后，已无连续不断之嗽声，但每日仍稍有咳嗽，颜面亦不潮红，呕吐亦止，食欲尚未大振。

鲜百合四钱，桑白皮、桑叶各钱半，白杏仁二钱，炙紫菀、炙白前各钱半，川贝母、浙贝母各钱半，半夏曲二钱、枇杷叶二钱（去毛，同布包），海浮石二钱、天竺黄二钱（同布包），苦桔梗钱半，马兜铃钱半，冬瓜子四钱，厚朴花、代代花各钱半，炒枳壳钱半，薤白头二钱，佩兰叶三钱，生谷芽、生麦芽各三钱。

（《施今墨医案·内科病案》）

王女，五岁。

咳嗽十余日，日渐加重，且呈阵发性咳嗽，偶遇哭闹及饭后则阵咳尤剧，甚则呕吐食物，或咯带黏液痰，剧咳发作之时，连续呛咳，面红憋气几至妨碍呼吸，涕泪交流，极为痛苦。常于睡中咳醒，即须坐起，待阵咳平息，方能就寝，因而睡眠不足，饮食失调，大便干，小便黄，舌苔腻，脉弦滑。

炙前胡钱，云茯苓钱半，代赭石钱半、旋覆花钱（同布包），炙白前钱，云茯神钱半，莱菔子钱，苦桔梗钱，炙麻黄二分，炙苏子钱，白杏仁钱半，酒黄芩钱半，炙甘草六分，炙紫菀钱。

二诊：药服三剂，仍咳，只是次数减少，阵咳时呕吐。

前方去酒条芩，加紫苏叶八分，北沙参钱，化橘红钱，陈橘络钱，再服三剂。

三诊：前方又服三剂，咳嗽次数更为减少，仍是阵咳状态，咳剧时呕吐。

炙麻黄二分，白杏仁钱半，生石膏二钱，炙甘草五分，白芥子五分，莱菔子钱半，炙紫菀钱，南沙参钱，炙前胡钱，炙苏子钱，北沙参钱，炙白前钱，紫苏叶八分，款冬花钱，苦桔梗八分。
（《施今墨医案·内科病案》）

◆ **哮病**

邸男，十一岁。

自八岁起，因感冒咳嗽未能适当治疗，此后每届秋冬即犯喘嗽。发作时喉间痰鸣，不能平卧，口渴，不欲饮食，不发作时亦不如一般儿童活跃。时逾三年，影响发育，今已十一岁，状如七八岁儿童，精神呆滞，面色青白，舌苔白腻，脉象滑数。

炙前胡钱半，炙紫菀钱半，炙百部钱半，炙苏子钱半，葶苈子钱，旋覆花二钱（布包），代赭石二钱，陈橘红钱半，瓜蒌根二钱，嫩射干钱半，陈橘络钱半，瓜蒌皮二钱，云茯苓二钱，苦桔梗钱半，清半夏二钱，云茯神二钱，白杏仁二钱，酒条芩二钱。

二诊：药服四剂，喘嗽均减，痰涎易咯出，原方再服三剂，后改常方。

三诊：前方又服三剂，喘平咳减，此次发作，治愈甚速，再拟丸方巩固，服三十日。每日早服气管炎丸二十粒，晚临卧服指迷茯苓丸二钱。(《施今墨医案·内科病案》)

姜男，七岁。

一年以来，时患感冒，近日又突增喘息，日夜不止，晚间尤甚，不能平卧，咳嗽不畅，痰塞咽间，食欲不好，日渐消瘦，以致疲倦无力，住解放军301医院检查肺部正常，血常规正常，肝脏大，肝功能试验正常，诊断为支气管哮喘。既往常患扁桃体炎，并有蛔虫病史，舌苔白腻，脉象弦数。

炙前胡钱半，炙苏子钱半，炙白前钱半，炙化红钱半，旋覆花钱、生赭石二钱（同布包），炙麻黄三分，莱菔子二钱，白杏仁二钱，嫩射干钱，白芥子七分，苦桔梗钱半，瓜蒌子二钱，条黄芩二钱，大力子二钱，瓜蒌根二钱，青连翘二钱，炒枳壳钱半，甘草梢钱。

二诊：服药四剂，咳喘均见缓解，惟夜间仍重，影响睡眠，再本原意续进。

炙麻黄三分，白杏仁二钱，生石膏三钱，炙化红钱半，西洋参钱（另炖浓汁，兑服），白芥子七分，炙苏子钱半，旋覆花钱、代赭石二钱（同布包），建神曲二钱，苦桔梗钱半，莱菔子钱半，半夏曲二钱，炒枳壳钱半，大力子二钱，银杏仁二钱（打），云苓块三钱，嫩射干钱，炙甘草钱。

三诊：药服三剂，仍有咳嗽带痰，入夜因咳嗽不能入睡，昨日痰中偶见极小血块，胸部尚感堵闷，卧则仍喘，再作胸透，未见异常，食欲欠佳，大便微干，小便稍黄，脉仍弦数，舌苔微黄。喘息之病，来势虽急，但有其远因，必治其本，本固邪去，即所谓扶正驱邪之意，拟改丸方，标本兼顾。

乌贼骨两，炙前胡五钱，炙百部五钱，西洋参五钱，炒杏仁两，苦桔梗五钱，冬虫草五钱，野於术五钱，云茯苓两，大力子五钱，炒苏子五钱，条黄芩五钱，车前子五钱，阿胶块五钱，藏青果五钱，莱菔子两，白茅根两，葶苈子五钱，化橘红五钱，款冬花五钱，川贝母五钱，蔗冰糖两，粉甘草五钱，肥知母五钱。

共研细末，以适量大枣煮烂，去皮核以枣泥合为小丸，每日早晚各服钱半。

四诊：丸药即将服完，诸症均有减轻，精神亦好，喘嗽缓解，不发时如常人，喘时仍不能平卧，再改丸方续服。

炒远志五钱，使君肉五钱，於白术两，云茯苓两，炒榧子两，川贝母五钱，乌贼骨两，肥知母五钱，白银杏两，炒杏仁五钱，化橘红五钱，葶苈子四钱，黑锡丹四钱（另研兑入），炙百部五钱（另研兑入），炙白前五钱，嫩射干二钱，西洋参五钱，炙麻黄钱，血琥珀五钱（另煎兑入），条黄芩两，款冬花五钱，陈阿胶两，大力子五钱，炙紫菀五钱，蔗冰糖两，藏青果五钱，炙百合两，苦桔梗五钱，炙甘草五钱。

共研细末，仍以适量枣泥为小丸。早晚各服钱半。（《施今墨医案·内科病案》）

◆ 心悸

陈男，八岁。

平素体弱，过事活动则心跳过速，经医院检查心脏扩大。下肢时现浮肿，经常气短，睡卧不安，甚则失眠，消化力弱，食欲不振，周身关节疼痛，颜面苍白，舌质淡，苔薄白，脉象细数。

黄芪皮二钱，野於术钱，焦内金二钱，炒枳壳钱，当归身钱，酸枣仁二钱，朱茯神二钱，柏子仁二钱，龙眼肉二钱，酒杭芍二钱，油松节四钱，炙草节钱。

二诊：服药三剂，精神好转，睡眠安稳，惟纳食欠佳，大便二日一行。

前方去朱茯神、油松节，加莱菔子钱半，莱菔英钱半，佩兰叶二钱。

三诊：前方又服三剂，诸证均有改善，心气不足，体力屡弱，非短期所能获效，配丸药常服图治。每日早服强心丹十粒，晚临卧服神经衰弱丸十粒。

四诊：服丸药一个月，心跳好转，精神较佳，食仍不正常，下肢浮肿，睡眠时好时坏。早服复方胚宝片二粒，午服人参归脾丸钱，晚服强心丹十粒。

五诊：丸药又服一个月，心跳、腿肿大为好转，精神转佳，能与同学玩耍，食欲尚不正常，睡眠有时不安。早服人参健脾丸钱，午服香砂养胃丸钱，晚服天王补心丹钱半。(《施今墨医案·内科病案》)

◆ **神昏**

闫男，一岁半。

神识不清，时现抽搐，但未发高热，已有半月之久，经医院诊断为结核性脑膜炎。现症项强，神识不清，时有呕吐，常用小手打头，大便秘结，微有咳嗽，舌苔白，指纹色红入于气关，脉滑细。

双钩藤钱半，制全蝎钱，龙胆草五分（酒炒），白蒺藜钱半，黄菊花钱，冬桑叶钱，蝉退衣钱，米党参钱，野於术钱，东白薇钱，酒当归钱，鹿角胶钱（另炖兑服）。

二诊：药服三剂，神识渐清，呕吐仍作，大便尚未通畅。

酒军炭钱，旋覆花、代赭石、半夏曲各钱（同布包），白扁豆三钱，炒枳壳钱，双钩藤钱半，白蒺藜钱半，龙胆草五分（酒炒），黄菊花钱，东白薇钱，焦三仙三钱，炙甘草五分。

三诊：服三剂，大便已通，但干燥，神识时清时昏，抽搐次数减少，咳嗽仍有。

白蒺藜二钱，双钩藤钱半，白僵蚕钱，东白薇钱，节菖蒲钱，蔓荆子钱，黄菊花钱半，白扁豆三钱，冬桑叶钱，炙前胡钱，炒远志钱，嫩桑叶三钱，炙紫菀钱，首乌藤二钱，杏仁泥钱半，炙草梢钱。

四诊：前方服之甚效，症象均见好转，连服六剂，神识清楚，抽搐已止，大便通利，不呕吐，渐能食，时常哭闹，小便少，微咳。前方去白扁豆、首乌藤，加夏枯草钱半，再服三剂。

五诊：药后现除有时用手打头哭闹外，无其他症状。

白蒺藜二钱，双钩藤钱半，苦丁茶钱，龙胆草五分，白僵蚕钱，蔓荆子钱，黄菊花钱，冬桑叶钱，节菖蒲钱，炒远志钱，酒丹参钱，蝉退衣钱。（《施今墨医案·内科病案》）


### ◆ 早老症

吴男，九岁。

1951 年 6 月出生，生后不久即发现容貌皮肤异常，于 1953 年 10 月 18 日入北京医学院附属第一妇婴医院儿科检查，当时年为 28 个月。患儿系 8 个月早产，未届满月即发现全身皮肤发硬成团，头皮薄，眼突，鼻尖，与正常婴儿不同，生后头发尚多，至四五个月即渐脱落。

患儿为第三胎，因母妊娠合并高血压，于孕期8个月引产。母乳喂养至5个月改喂牛乳，均按医院指导喂养。曾接种牛痘、卡介苗、百日咳、白喉预防针。3个月出牙，4个月能行走，患过麻疹。28个月时体重仅8700克。父母健康，无结核病及性病史。有姐姐二人，身体、皮肤及容貌均正常。患儿于北京医学院就诊为早老症，北京阜外医院诊断为周身动脉硬化症。

1960年7月来求诊时已九岁，体高若五六岁，然奇瘦异常，头面、四肢、皮下无脂肪，皮肤不能用手捏起，皮下血管明显可见，俨然皮包骨骼，头发稀疏而干硬，眉毛缺如，双眼突出，耳壳极薄而透明，鼻梁突起如房脊，口小唇薄，腹部皮肤僵硬无弹性，可触到大小不等之团块与皮肤紧密粘连，不能捏起。患儿聪慧活泼，说话流利，饮食起居一如他童。营养食品特殊照顾，丰腴胜过一般，乃愈食愈瘠，维持至今，尚可作体操游戏，自觉似无太大痛苦，乍睹畸形，令人惊诧。

此症世界少见，据文献记载类似病历自1886年～1956年仅有27例，临诊数十年亦仅见此病例。察其脉象，涩兼沉微，如此消瘦，脉微难于触知，既无先例可循，只能摸索图治。窃以患儿赋形具体根本不类常人，经络隧道细小已甚显见，时常不能全部畅通；而经络隧道实为人身气血通行之路轨，医籍所谓"营行脉中，卫行脉外"是也，一遇梗阻，气血瘀滞，荣养濡润均不可得，隧道愈来愈窄，甚而干瘪，一切营养不复吸收，继而肌肉消削，脂肪全无，形成枯腊之状，较诸老年瘠癃尤远过之。如何着手施治，能否得效，诚属毫无把握，今暂认为病在经络，周身隧穴空隙多闭塞不通，以致营卫气血随处稽留，营养物质无法吸收，所以腠理不密，皮聚毛落，神经中枢营养不充，也曾发生严重之脑症，及上下肢麻痹。苟患儿经络尚无损缺，脏腑亦未见特异状况，即应设法图治。拟用大通经络隧道，调卫和营，伴随重量滋补气血之剂，先汤后丸，需以时日，冀获万一疗效，肌肉脂肪再生，健康恢复。

西红花钱，山甲珠三钱，炒桃仁三钱，地龙肉二钱，绵黄芪六钱，全当归三钱，酒川芎钱，淮牛膝二钱，生地黄三钱、细辛钱（同打），杭白芍三钱、桂枝钱（同炒），米党参三钱，白人参钱，威灵仙钱半，漂白术二钱，香附米二钱（酒炒），苦桔梗钱半，炒枳壳钱半，紫苏梗钱半，炙草节钱半，鹿角胶钱半（另烊兑服）。

另：橘络、丝瓜络、桑枝、桑寄生、通草、路路通各五钱，白蒺藜、骨碎补各四钱，白芷二钱（煮汤代水煎药）。另用血琥珀、真血竭各五分，原麝香粉一分，沉香粉一分，共研细末，装胶囊十二枚。分四次随药送服，每日服一剂。

二诊：前方服八剂，服药期间未发生头痛，精神甚好，食欲较前增加，脉象略见活跃，转显流利。

陈橘络钱半，粉丹皮二钱，川桂枝钱，陈橘皮钱半，紫丹参二钱，杭白芍三钱，炒柴胡钱，茺蔚子二钱（酒炒），香白芷钱半，苏桔梗各钱半，酒川芎钱，骨碎补钱半，酒地龙二钱，於白术二钱，红人参钱，淮牛膝二钱，炒枳壳钱半，祁蛇肉钱，炙黄芪七钱，山甲珠二钱，全当归二钱，山萸肉二钱，香附米二钱（酒炒），红丝线钱半（剪碎布包），炙草节钱，干薤白钱，西红花钱半，青葱叶三钱。

另：青毛鹿茸粉四分，血琥珀、三七粉各五分，原麝香粉半分，合匀装胶囊。分四次随药送服，每日服一剂。

附：常服丸方及食谱。①丸方：青毛茸两，绵黄芪二两，当归身两，朝鲜参两，大熟地二两，龟板胶两，云茯苓两，陈阿胶二两，杭白芍两，酒地龙两，野於术二两，酒川芎两，象牙屑五钱，骨碎补两，山萸肉三两，穿山甲两，甘枸杞两，血琥珀两，紫草茸两，香白芷五钱，川桂枝七钱，当门子钱，刘寄奴六钱，威灵仙两，三七粉两，川附片两，炙甘草两，紫河车两，祁蛇肉两，真血竭五钱，怀山药二两。

上药共研细末，以猪骨髓二两，枣肉二斤，捣合小丸，每早晚各服钱，白开水送服。

②食谱早餐：牛奶四两，葡萄干两，花生米、黑豆皆连皮淡盐汤煮，各食五钱。午餐：白面为 120～150 克，青菜 250～500 克（可作一菜一汤），酌在菜中用猪油五钱，猪肉两。晚餐：大米 120～150 克，青菜 250～500 克，鸡蛋 1 枚，植物油 30 克，猪肉或牛羊肉 30 克。（《施今墨医案·其他科病医案》）

◆ **水肿**

邓男，九岁。

患急性肾脏炎症，脸面浮肿，腰痛不敢辗转，尿量极少，色赤，拟止痛消炎利尿法。

血余炭三钱、益元散四钱（同包），车前草、旱莲草各三钱，炒杜仲三钱，赤茯苓三钱，赤小豆六钱，川萆薢三钱，海金沙、海浮石各三钱，炒泽泻二钱，瞿麦穗二钱，云苓块三钱，冬瓜子、冬葵子各四钱，川黄柏钱半，炙草梢钱，白通草钱半，大熟地三钱、细辛二分（同捣），奎白芍四钱。

二诊：腰痛少止，小便通利，而色赤，含有血球成分，面目浮肿亦渐消退，拟再进前法。

淡猪苓二钱，赤茯苓、白茯苓各三钱，川黄柏钱半，肥知母二钱，淮牛膝二钱，小生地三钱，奎白芍三钱，甘草梢钱，小木通钱，炒泽泻三钱，血余炭三钱、益元散三钱（同包），阿胶珠三钱，车前草、旱莲草各三钱，炒杜仲二钱。

三诊：腰部有时微痛，小便通利，浮肿降消，拟用丸药收功。

每日早服青娥丸二钱，夜临卧服金匮肾气丸三钱，均用白开水送，共服二十日。（《施今墨医案·内科病案》）

◆ **痹证**

周男，八岁。

四年前患痢疾一个月，愈后又再发热，周身关节肿痛，经北大医院诊为类风湿性关节炎，曾住院治疗，此后四年来多次发热身痛，十指及肘部拘挛不伸，于阴雨时发作更甚，食睡尚好，经常夜间遗尿，舌苔白腻，脉象沉滑。

桑寄生四钱，川桂枝钱，北细辛五分，嫩桑枝四钱，杭白芍三钱，生熟地各钱半，乌蛇肉三钱，酒地龙钱半，酒川芎钱半，酒当归二钱，生银杏十枚（连皮打），益智仁钱半，桑螵蛸钱半，节菖蒲钱半，炙草节二钱。

二诊：服药四剂，除遗尿见好外，关节肿痛未见变化，但食睡正常，精神甚好。

川桂枝钱，生鹿角三钱，北细辛五分，杭白芍三钱，嫩桑枝五钱，生熟地各钱半，豨莶草三钱，桑寄生五钱，金狗脊三钱，伸筋草三钱，酒川芎钱，酒当归二钱，乌蛇肉三钱，酒地龙二钱，双钩藤三钱，炙草节钱，虎骨胶钱（另烊化，兑服）。

三诊：前方连服四剂，颇见功效，曾电话询问是否来诊，嘱效不更方，多服数剂。现已服至十六剂，关节肿痛全消，手指、肘部伸屈较前灵活，遗尿亦基本消除，拟回乡，要求常服方。

破故纸钱半，巴戟天钱半，乌蛇肉二钱，川桂枝八分，伸筋草三钱，地龙肉二钱，酒当归二钱，嫩桑枝五钱，酒川芎钱，赤白芍各钱半，桑寄生五钱，节菖蒲钱半，桑螵蛸二钱，生银杏十枚（连皮打），炙甘草钱半，虎骨胶钱（另烊兑服）。隔日一剂，至愈为度。(《施今墨医案·内科病案》)

◆ **虫证**

田男，十三岁。

平素善饥，多食而消瘦，腹部时痛，恶心，头晕，面生"虫花"，检查粪便内有钩绦虫之片节。

使君肉三钱（炒香），炒萸二分，炒连八分，花槟榔钱半，川楝子三钱（醋炒），乌梅炭钱半，野於术钱，奎白芍三钱，真川椒五分，川军炭钱半，广木香五分，全瓜蒌五钱、风化硝钱（同捣），炙甘草五分。

二诊：前方每隔一日服一剂，共服十日，大便日下二三次，腹痛大减，所下虫体片节极多，改用食品收功。

小黑豆二两、使君肉二两、五谷虫二两，共研极细末，合匀。每日用二钱药粉，一两麦面，加水作食品，共服一月。(《施今墨医案·内科病案》)

李女，六岁。

平素时现胃疼腹痛，甚则呕吐，大便不规则，或干结或溏泻，食欲亦时好时坏，日渐消瘦，经常流鼻血。面色不华，白黄相间，俗称谓虫花之象，舌上有花点，苔斑剥不匀，六脉滑实乍大乍小。

炒槟榔钱半，炒吴萸二分，姜厚朴钱，炒建曲钱半，炒黄连八分，姜半夏钱，使君肉三钱（炒），炒榧子二钱，炒枳壳钱，野於术钱，壳砂仁钱，莱菔子钱半，炙甘草五分。

二诊：前方服三剂，便下蛔虫数条，胃疼腹痛未作，只鼻衄一次，再拟一方清热和胃肠，与前方交换服用，每周服二剂，无须再诊。

鲜生地三钱，炒吴萸二分，厚朴花钱，鲜茅根三钱，炒黄连八分，代代花钱，莱菔子钱半，春砂仁五分，杭白芍钱半，莱菔子钱半，白蔻仁五分，炒枳壳钱半，姜竹茹三钱，广皮炭钱，益元散三钱（鲜荷叶包），节菖蒲钱，炙草梢五分。（《施今墨医案·内科病案》）

◆ **麻疹**

徐姓童。

发高热三十九度二，结膜肿赤，流泪羞明，涕多，咳嗽，相对白齿之颊黏膜上生有小白水泡，绕以赤晕，此为麻疹特异之Kopit斑，咽痛难咽，烦躁易哭，症现麻疹之"内疹期"矣，拟用透发消炎、退热解毒法。

鲜苇根一尺，鲜茅根四钱，炒芥穗钱半，蒲公英三钱，甘中黄钱半，桑叶二钱，桑枝四钱，薄荷梗钱半，炒香豉三钱，山栀皮钱半，炙前胡、炙紫菀各钱半，苦桔梗钱半，白杏仁二钱，忍冬藤三钱，紫浮萍钱半，青连翘三钱。

二诊：连服二剂，外疹已现，疹色鲜红，是为佳象，前方稍去表药，再加清血药即可。

鲜苇根一尺，鲜茅根四钱，蝉退衣钱半，紫浮萍钱，炒赤芍二钱，紫草茸钱半，蒲公英三钱，甘中黄钱半，青连翘三钱，忍冬藤三钱，霜桑叶二钱，炙前胡、炙紫菀各钱半，苦桔梗钱半，白杏仁二钱，炒香豉三钱，山栀衣钱半，鲜生地四钱。

三诊：又服二剂，疹已出透，满布全身，结膜红肿，以致封眼，咳嗽较多，口渴思饮，宜防转肺炎。

鲜茅根、鲜生地各四钱，赤茯苓三钱，赤芍药二钱，炙前胡、炙白前各钱半，青连翘三钱，滁菊花二钱，炙麻黄二分，白杏仁二钱，粉丹皮二钱，紫草茸钱半，紫地丁三钱，苦桔梗钱半，天花粉三钱，生石膏二钱，炙紫菀钱半，炙甘草五分。

四诊：前方仍服二剂，咳嗽已减，热亦渐退，可保不发肺炎矣，结膜仍肿而赤，麻疹已有退象，如此顺行，不难痊愈也。

大生地、鲜生地各三钱，半夏曲钱、枇杷叶二钱（去毛，同布包），桑叶、桑枝各钱半，苦桔梗钱半，赤茯苓三钱，赤芍药二钱，淡竹叶二钱，杏仁二钱，酒条芩钱半，白茅根三钱，金银花三钱，丹皮二钱，青连翘三钱，乌犀角四分，甘中黄钱半，菊花三钱。

五诊：咳已不多，热亦退降，结膜红肿渐消，麻疹已退七成，舌苔黄垢，不甚思食，此为病前即有停滞之故。

川贝母、浙贝母各钱半，炙白前、炙紫菀各钱半，白杏仁二钱，厚朴花、代代花各钱半，佩兰叶三钱，炒枳壳钱半，苦桔梗钱半，鲜生地、大生地各三钱，粉丹皮二钱，赤白芍各二钱（土炒），半夏曲钱、枇杷叶二钱（去毛，同布包），焦内金三钱，广皮炭二钱，炒谷芽、炒麦芽各三钱，酒条芩二钱，青连翘三钱，滁菊花二钱。

六诊：咳嗽已无，疹已退净，大便畅通两次，积食均下，惟体温仍未如常，每日早退暮升，约于三十七度七八之间，体功现弱。此为病邪已退，正气未复，血虚而发热也。

鲜生地、大生地各三钱，赤白芍各二钱，麦门冬二钱，生鳖甲三钱，焦远志二钱，花旗参钱，生内金三钱，生谷芽、生麦芽各三钱，粉丹皮二钱，玫瑰花、代代花各钱半，肥玉竹三钱，东

白薇二钱，地骨皮二钱，阿胶珠二钱，盐元参三钱，佩兰叶三钱。（《施今墨医案·内科病案》）

赵男，二岁。

身热、肢冷、烦躁不安已五日，服小儿成药无效。今日胸背隐现浅红色疹粒，目肿红赤，涕泪多，气喘，鼻翼扇动，大便色绿，口围微青，昨日至今腹泻无度，神倦易惊，口渴，不思食，指纹色紫直达命关，脉浮数，舌质红，苔白。

紫浮萍钱，扁豆衣钱半，炒紫菀钱，紫草茸钱，扁豆花钱半，炒前胡钱，云茯苓钱半，白苇根二钱，冬桑叶钱，云茯神钱半，白茅根二钱，老桑枝三钱，黑芥穗钱，蝉退衣钱，苦桔梗钱，炒香豉二钱，白杏仁钱，赤芍药钱，山栀衣五分，白苡仁二钱，赤小豆三钱，炙草梢五分，安宫牛黄散二分（分两次冲服）。

二诊：服二剂，头面、手臂、胸背疹点密布，颜色红润，膝下尚少。疹已透发，高热减退。鼻扇气喘已止，咳嗽阵作。大便已变为深褐色，次数减少。口唇仍干，舌绛苔白。病已好转，再接再厉。

炒前胡钱，炒化红钱，白苇根二钱，炒白前钱，炒紫菀钱，白茅根二钱，云茯苓钱半，白杏仁钱，酒黄芩钱，云茯神钱半，白苡仁二钱，酒黄连五分，煨葛根钱，赤小豆三钱，苦桔梗钱，蝉退衣钱，赤芍药钱，佩兰叶钱半，桑寄生三钱，冬桑叶钱，安宫牛黄散二分（分二次冲服）。

三诊：服药三剂，热退、神安、疹色渐消，腹泻已止，时现微咳，有痰。

橘红片，一日三次，每次一片。（《施今墨医案·内科病案》）

### ◆ 风疹

王姓小孩。

发热一日，烦躁不安，眼胞含泪，耳边手梢均凉，此为将发风疹之象，拟用疏表清里剂。

鲜苇根尺，鲜茅根四钱，浮萍钱半，薄荷梗钱半，蝉退衣钱半，淡豆豉三钱，山栀钱半，炒荆芥钱半，忍冬藤三钱，青连翘三钱，桑叶二钱，桑枝四钱。

二诊：药服一剂，疹即发出，体温三十七度八，拟用退热解毒剂。

鲜苇根尺，鲜茅根四钱，浮萍钱半，淡豆豉三钱，炒山栀钱半，赤茯苓三钱，赤芍药二钱，桑叶二钱，桑枝四钱，紫草茸钱半，紫地丁三钱，忍冬花、忍冬藤各二钱，甘中黄钱半，蝉衣钱半，炒丹皮二钱，青连翘三钱。（《施今墨医案·内科病案》）

叶男，六岁。

一星期前曾发风疹，疹已消退，发热未除，头晕，恶心，咳嗽，倦怠，小便极少，色赤，舌红苔腻，六脉沉数。

大生地三钱，白苇根四钱，鲜生地三钱，白茅根四钱，半夏曲三钱、枇杷叶三钱（同布包），炙前胡钱半，厚朴花钱半，酒黄连五分，炙紫菀钱半，玫瑰花钱半，酒黄芩钱，朱茯神二钱，车前草三钱，冬瓜子三钱，朱寸冬二钱，旱莲草三钱，冬葵子三钱，青竹茹二钱，炒陈皮钱，甘草梢钱。

二诊：前方服二剂，头晕咳嗽均减，热渐退，恶心止，惟小溲仍少，手心热。仍遵前法施治。

炙前胡钱半，冬桑叶钱半，白苇根三钱，炙紫菀钱半，嫩桑枝四钱，白茅根三钱，银柴胡钱，冬瓜子三钱，赤茯苓三钱，赤白芍各二钱，冬葵子三钱，赤小豆三钱，青竹茹二钱，酒黄芩钱半，青连翘二钱，淡竹叶二钱，酒黄柏钱半，炒泽泻二钱，甘草梢钱。

三诊：服药二剂，诸症均有减轻，小便仍少，大便溏泻，食欲不振。

拟前方去桑叶、桑枝、竹茹，加葛根二钱，白苡米三钱，半夏曲钱半，霞天曲钱半。

四诊：前方服二剂，除小便短赤外，诸症均除，拟丸散方巩固之。服十日。

每日早服益元散五钱，开水冲不服渣。夜临卧服通关滋肾丸钱半，温开水送下。（《施今墨医案·内科病案》）

#### ◆ 水痘

郭女童，四岁。

轻度发热，胸部发现水疱数粒，时欲搔痒，烦躁易哭，拟用透发法。

鲜苇根一尺，蝉退衣钱半，紫浮萍钱半，炒芥穗钱半，豆黄卷四钱，山栀皮钱半，苏薄荷钱，防风炭钱半，青连翘三钱，忍冬藤三钱，紫地丁三钱，桑叶二钱，桑枝四钱。

二诊：前方服二剂，水痘渐次发生，再进解毒、清血、止痒、渗湿法。

赤茯苓三钱，赤芍药二钱，豆黄卷四钱，白苇根尺，白通草钱半，白杏仁二钱，紫地丁二钱，紫草茸钱，蝉退衣钱半，防风炭钱，黑芥穗钱半，甘中黄钱半，青连翘三钱，绿豆皮钱半，鲜茅根、鲜生地各三钱。

三诊：前方又服二剂，痒止，水痘渐次结痂，小便通畅，但大便已二日未行，拟用清血、解毒、利湿、通便法。

赤茯苓三钱，赤芍药二钱，炒丹皮二钱，绿豆衣钱半，薤白头二钱，桃仁泥、杏仁泥各钱半，炒枳壳钱半，苦桔梗钱半，紫地丁三钱，佩兰叶三钱，鲜茅根、鲜生地各三钱，青连翘三钱，炒谷芽、炒麦芽各三钱，甘中黄钱半。(《施今墨医案·内科病案》)

#### ◆ 痄腮

孙男，五岁。

体倦发热，耳下红肿，自觉灼热疼痛，病已七日，经儿童医院诊为腮腺炎。大便干，余无他症，舌苔黄，脉洪数。

金银花三钱，紫地丁二钱，白苇根五钱，金银藤三钱，黄地丁二钱，白茅根五钱，苦桔梗钱，大力子二钱，炒香豉三钱，薄荷梗钱半，青连翘三钱，生甘草钱。

二诊：药服二剂，热退肿轻，大便通利。拟前方增减，以涤余热。

紫地丁二钱，鲜苇根五钱，鲜茅根五钱，黄地丁二钱，黛蛤散三钱、马勃钱(同布包)，酒黄芩二钱，金银花二钱，象贝母三钱，酒黄连钱，金银藤二钱，山慈菇二钱，盐元参二钱，青连翘三钱，生甘草钱半。(《施今墨医案·内科病案》)

#### ◆ 白喉

张男，十二岁。

昨夜忽大烧热，咽痛，头痛，语音嘶嘎，脉沉细，悬雍垂及口盖有灰黄色膜，今晨曾经某西医检查，认为白喉。

炙麻黄五分，白杏仁二钱，生石膏五钱，薄荷二钱，白僵蚕二钱（炒），炒芥穗二钱，盐元参四钱，马勃钱半、青黛钱（同布包），大力子二钱，蒲公英三钱，苦桔梗钱半，蝉衣钱半，金银花、金银藤各二钱，炒香豉四钱，炒山栀钱半，甘草钱半。

二诊：服一剂后，寒热稍退，惟咽喉肿痛如旧，头亦不疼，声音亦较宏亮。

炙麻黄五分，薄荷钱半，炒赤芍二钱，大力子二钱，生石膏五钱，杏仁二钱，蒲公英三钱，忍冬花、忍冬藤各二钱，炒芥穗二钱，马勃钱半、青黛钱（同布包），炒香豉三钱，鲜苇根尺，鲜茅根五钱，苦桔梗钱半，炙草钱，盐元参四钱，山栀衣钱半。

三诊：又服一剂，汗出，寒热大退，咽间仍肿，但灰白色义膜已经剥脱一半，病人现极端疲惫之状，亟宜养阴分补正气之剂。

大生地、鲜生地各三钱，白茅根、鲜茅根各三钱，元参四钱，川贝母、浙贝母各二钱，原寸冬二钱（米炒），炒赤芍二钱，薄荷钱半，板蓝根二钱，花旗参钱，生内金三钱，马勃钱、青黛钱（同布包），大力子二钱，蒲公英三钱，苦桔梗钱半，炙草钱，佩兰叶三钱。

四诊：前方连服二剂，诸症悉愈。

因去板蓝根，嘱再服二剂，熄其余焰，兼扶正气。（《施今墨医案·内科病案》）

# 外科医案

## ◆ 疮疡

丁女，十九岁。

去年九月间左颈部生一瘤，发展甚速。虽经治疗亦未能控制，近日已破溃出少量血。经山东医学院病理科检查诊断为：颈淋巴腺瘤。饮食二便尚属正常，经期不规则，舌苔薄白，脉象沉涩。

皂角刺二钱（去尖），生鹿角七钱，山慈菇三钱，炮甲珠三钱，海藻三钱，昆布三钱，夏枯草五钱，川郁金三钱，大力子二钱，青连翘三钱，忍冬花三钱，苦桔梗钱半，小蓟三钱，忍冬藤三钱，三七末钱（分二次冲服）。

二诊：前方服六剂，肿瘤见轻，拟回山东，希予常服方。

前方去生鹿角、青连翘，加川贝母三钱，桃仁二钱，炒丹皮三钱，浙贝母三钱，杏仁二钱，炒丹参三钱，酒元参四钱。

三诊：两个月前，带回常服方，在山东除服药外兼用理论，肿瘤已消减十分之八，情况良好，嘱照二诊方再服，至肿瘤全消为度。（《施今墨医案·内科病案》）

张男，二十五岁。

腰及尾骶处酸楚不适，时日已久。两个月前于左臂部下方生一肿疡，渐破溃出脓，然疮面不红不痛。经某医院检查为腰椎结核所致，为寒性脓疡瘘道破溃。又经中医外科诊断为骨疽。本人畏行手术，遂来求诊。除上述证状外，尚有食欲不振、感气短乏力等症，苔薄白、舌质淡，脉沉细。

鹿角胶二钱（另烊兑），紫河车二钱，炙黄芪四钱，当归身二钱，酒生地二钱，酒熟地二钱，金狗脊五钱，酒杭芍三钱，功劳叶四钱，白薏仁七钱，炒远志三钱，炙草节二钱。

二诊：服药十剂，气短乏力均感好转，脓疡破溃面积缩小，脓液亦减少，腰仍酸楚，食欲尚差。

生鹿角七钱（先煎），真虎骨三钱（先煎），炙黄芪五钱，当归身二钱，金狗脊五钱，野於术二钱，焦内金三钱，厚朴花二钱，玫瑰花二钱，白薏仁七钱，功劳叶四钱，威灵仙二钱，盐地龙三钱，炒远志三钱，炙草节二钱。

三诊：前方服七剂，肿疡已消，破溃面积缩小三分之二，流出少许黏液，食欲转佳，精神、体力均好，腰腿仍酸楚不适。

真虎骨三钱（先煎），炙黄芪两，鹿角霜三钱，金狗脊五钱，功劳叶四钱，宣木瓜三钱，炙草节三钱，桂枝钱，杭白芍三钱，汉防己三钱，当归身二钱，海桐皮三钱，黑豆衣四钱（热黄酒淋三次）。

四诊：服药十剂，溃疡已收口，腰腿酸楚减轻，食睡均佳，体力渐复。拟丸药收功。每日早服健步虎潜丸一丸，晚服虎骨木瓜丸一丸，连服一个月。（《施今墨医案·内科病案》）

### ◆ 痄腮

梁女，二十三岁。

发热二日，畏风，两侧腮腺部肿痛，食物下咽时亦疼，痰涎多，小溲赤，口干不思食，舌苔薄白，脉浮数。

白苇根五钱，忍冬藤二钱，蒲公英四钱，白茅根五钱，忍冬花二钱，大力子二钱，炒香豉二钱，青连翘三钱，马勃绒钱半、黛蛤散三钱（同布包），炒山栀二钱，山慈菇三钱，酒条芩三钱，赤芍药三钱，赤茯苓三钱，杏仁泥二钱，薄荷梗钱半，甘草梢钱半。

二诊：服三剂，微汗出热退，耳下肿已消，现症咳嗽，不思食，大便三日未解，是属外邪虽解，内热未净，以调理肺胃、清其余热为治。

炙前胡二钱，炙紫菀钱半，炒内金三钱，炙白前二钱，炙陈皮钱半，佩兰叶三钱，炒杏仁二钱，苦桔梗钱半，炒枳壳钱半，薤白头三钱，甘草梢钱半。（《施今墨医案·内科病案》）

赵男，二十四岁。

发热两日，腮下肿痛，口渴思饮，大便不通，头晕而疼。

鲜苇根两，鲜茅根五钱，蒲公英三钱，连翘三钱，板蓝根二钱，蔓荆子钱半，蔓荆子钱半，薄荷梗钱半，桑叶二钱，大力子二钱，忍冬藤三钱，甘中黄钱半，马勃钱半、青黛一钱（同布包），苦桔梗钱半，炒豆豉四钱，山栀衣钱半，菊花二钱，炒芥穗钱半。

二诊：前方连服两剂，热退而肿痛未除，急用重剂，以防化脓。

蒲公英三钱，连翘三钱，大生地三钱、细辛三分（同捣不去），板蓝根二钱，酒军炭钱半，牛膝三钱，大力子二钱，苦桔梗钱半，炒枳壳钱半，马勃钱半、青黛一钱（同布包），忍冬藤三钱，甘中黄二钱，酒条芩二钱，菊花三钱。

三诊：肿大消，但微痛，大便已通，惟不甚畅，口苦不思食，舌苔黄垢，内有积食故也。

浙贝母二钱，苦桔梗钱半，炒枳壳钱半，白杏仁二钱，薤白头二钱，佩兰叶三钱，甘中黄钱半，酒条芩二钱，炒谷芽、炒麦芽各三钱，炒建曲二钱，酒军炭钱半，杭菊花二钱，焦内金三钱。

（《施今墨医案·内科病案》）

## ◆ 丹毒

张男，四十余岁。

发热恶寒已两日，颜面肿赤而痛，呻吟不绝，食欲减少，大便不畅，小便短赤，渴不思饮，拟用退热解毒、清血消炎止痛法。

鲜苇根一尺，鲜茅根五钱，桑叶二钱，紫地丁三钱，紫草茸钱半，赤茯苓、赤芍药各三钱，金银花、金银藤各三钱，连翘三钱，黑芥穗二钱，板蓝根二钱，淡豆豉四钱，蝉衣钱半，山栀衣二钱，甘中黄二钱，蒲公英三钱，丹皮二钱，鲜生地五钱，大力子二钱。

二诊：热渐退，红肿处未见消，痛微止。

原方加犀角五分，再服二剂。

三诊：热退，肿消，痛止，毒清，惟大便不畅，小便赤黄，食欲不振，体力觉弱，再进通调肠胃、消灭余焰之善后方。

鲜生地、大生地各三钱，赤茯苓、赤芍药各三钱，连翘三钱，忍冬花、忍冬藤各二钱，川军炭钱半，全瓜蒌六钱、风化硝二钱（同捣），丹皮二钱，佩兰叶三钱，厚朴花、代代花各钱半，生内金三钱，稻芽五钱，甘中黄钱半。（《施今墨医案·内科病案》）

## ◆ 瘿病

陈女，二十九岁。

病已年余，初起未予注意，当时只发觉颈部逐渐粗大，有时心跳而已。本年一月，感觉症状日益增多，脉搏速（110～120次/分），眼目发胀，易汗头昏，月经行期无定。经北大医院检查诊断为甲状腺机能亢进，曾住院治疗一个半月，现求诊中医施治。

舌苔薄黄，六脉弦数，颈部显著肿大。

昆布三钱，海藻三钱，山甲珠三钱，贝母二钱，小蓟三钱，山慈菇三钱，元参三钱，远志三钱，大力子三钱，茯神三钱，柏仁三钱，夏枯草三钱，三七钱（研粉，二次冲）。

二诊：服药十一剂，心跳好转，脉搏每分钟不越百至，汗出渐少，颈间舒畅，已不堵闷。

草决明三钱，海藻三钱，昆布三钱，山甲珠三钱，生牡蛎四钱、生龙骨四钱（同打先煎），石决明七钱，生鹿角五钱，远志三钱，夏枯草三钱，龙眼肉三钱，茯神三钱，浙贝母二钱，山慈菇两，小蓟三钱，黑元参三钱，三七粉钱（分二次冲）。

三诊：前方连服五剂，诸症更见好转，睡卧时脉搏恢复正常，起立、行动又稍增速。前方去龙眼肉加黄菊花三钱。

四诊：前方已服二十二剂，中间曾停药数次观察。停药时，脉搏增速，颈间堵胀，连服数剂，诸症即大见好转，拟用丸方缓图，以冀巩固。

生龙齿二两，淡昆布两，浙贝母两，炒远志两，生牡蛎二两，白人参五钱，夏枯草两，苦桔梗五钱，山甲珠两，大小蓟两，润元参两，川当归两，柏子仁两，旱三七五钱，杭白芍两，仙鹤草二两，桂圆肉两，淡海藻两。

共研细末，炼蜜为小丸，每日早晚各服三钱，白开水送。
（《施今墨医案·内科病案》）

◆ **瘰疬**

王女，廿岁。

左颈下有数个小结节，并有一个溃破，月余未封口，左臂因牵制而不能高举。

山慈菇三钱，昆布钱半，田三七钱半，浙贝母三钱，青连翘三钱，海藻钱半，大力子三钱，忍冬花、忍冬藤各二钱，左牡蛎六钱半、夏曲二钱（同布包），元参四钱（盐水炒），炒枳壳钱半，蒲公英三钱，海浮石三钱、瓦楞子五钱（同醋煅，布包），桔梗钱半，旋覆花二钱、新绛钱半（同布包），赤白芍各二钱、醋柴胡钱半（同炒）。（《施今墨医案·内科病案》）

◆ **斑疹**

汪女，二十五岁。

病起于两年前，初时口唇发痒，夜晚尤甚，继而形成溃疡，流水结成黄痂，经久不愈，饮食俱痛，苦恼异常。经协和医院诊断为维生素 B2 缺乏症。近来两腿出现红斑，有热痛之感，头晕痛，心慌，睡眠多梦，习惯性便秘，饮食正常，舌质红，苔薄白，脉沉数而细。

绿升麻五分，朱茯神三钱，北细辛五分，朱寸冬三钱，晚蚕砂三钱、炒皂角子三钱（同布包），川黄柏三钱，酒元参四钱，火麻仁五钱，紫地丁两钱，蒲公英三钱，桃杏仁各两钱，紫草根钱半，炒蒲黄三钱，东白薇二钱，炒远志二钱，生甘草钱半。

二诊：服药十剂，口唇痒止，溃疡也极见好转，睡眠安稳，心慌、头晕均效，腿上红斑未现，希望用常方巩固。仍遵前法，每周服二剂，至愈为度。

绿升麻三分，紫地丁二钱，紫浮萍钱半，北细辛三分，黄地丁二钱，紫草根钱半，川黄柏三钱，青连翘三钱，东白薇二钱，桃杏仁各三钱，夏枯草三钱，火麻仁五钱，炒蒲黄三钱，炒皂角子三钱、晚蚕砂三钱（同布包），生甘草钱半。（《施今墨医案·其他科病医案》）

张女，十九岁。

遍身易起红色痒疹，时发时愈，已有七八年之久。平时消化不良，大便干燥，有时呕吐，腹部胀痛，喜食酸味。近日上述胃肠症状又现，并伴发痒疹，舌苔垢腻，六脉滑数。

炒谷芽三钱，青皮炭钱半，炒麦芽三钱，广皮炭钱半，炒半夏曲三钱、旋覆花二钱（同布包），莱菔子二钱，醋柴胡钱半，炒皂角子三钱、晚蚕砂三钱（同布包），莱菔英二钱，杭白芍二钱，焦山楂三钱，酒当归二钱，黑芥穗二钱，炒防风钱半，蝉退衣钱半，宣木瓜三钱，乌梅炭钱半。

二诊：服药六剂，痒疹全消，大便通畅，食欲增进，消化力好转。嘱留此方，再发痒疹，即连服数剂。(《施今墨医案·其他科病医案》)

赵女，四十二岁。

突于昨夜全身瘙痒，遍起红疹，逐渐连及成片，一夜未能安睡，晨起发现颜面、手足均肿，皮肤自觉灼热，头晕，腰痠，小便深黄，舌苔薄黄，脉浮数。

北防风钱半，黑芥穗二钱，淡豆豉四钱，桑寄生七钱，赤白芍各三钱，北细辛五分，嫩桑枝七钱，炒山栀钱半，绿升麻五分，蝉退衣钱半，甘草梢钱半，北柴胡钱，川桂枝五分，东白薇二钱，川当归二钱，川黄柏二钱，沙蒺藜三钱，白蒺藜三钱，黄地丁三钱，紫地丁三钱。

二诊：服药四剂，疹痒全消，惟感腰痠，四肢关节疼痛，头晕，小便短，风热已消，湿气未净，再进通络利湿为治。

川桂枝钱，桑寄生七钱，生熟地各二钱，北柴胡钱，嫩桑枝七钱，杭白芍三钱，春砂仁钱半，北细辛五分，片姜黄三钱，金狗脊五钱，川黄柏二钱，川续断二钱，车前草四钱，川萆薢三钱，

川杜仲二钱，旱莲草四钱，川石韦三钱，宣木瓜三钱，酒川芎钱半，炙草节二钱。（《施今墨医案·其他科病医案》）

◆ **天花**

邹男，二十六岁。

幼年未曾种痘，发热两日后，颜面骤生成对红点，是为痘疮也，急宜透发之。

鲜苇根、鲜茅根五钱，蝉衣五分，浮萍钱半，豆黄卷四钱，炒香豉四钱，绿豆二钱，桑叶二钱，炒芥穗二钱，赤小豆四钱，薄荷梗钱半，赤芍二钱，紫地丁三钱，紫草茸钱半，甘中黄三钱，连翘三钱，山栀钱半，金银藤四钱。

二诊：一昼夜间，天花满布，颜面红斑，渐渐凸起，大小重叠，面目即不可辨，神昏谵语，情形颇为严重，急进重剂，活血、解毒、退热法。

鲜生地、鲜茅根各五钱，赤茯苓、赤芍药各三钱，粉丹皮二钱，紫草茸钱半，紫地丁三钱，桃杏仁各二钱，当归尾二钱，西红花五分，青连翘三钱，甘中黄三钱，苦桔梗钱半，蝉退衣钱半，紫浮萍钱半，黑芥穗钱半，藏葡萄三钱，猪尾尖血一匙（合服），乌犀角钱（分二次冲服）。

三诊：前方服二剂，痘已出透，渐成水泡，精神疲倦，懒于言语，且脉搏较数，此为心脏弱之征象，是乃病邪乍退，正气尚虚，拟用补正祛邪，双方并进。活血解毒之品，仍不可少，服一二剂后旋入于"化脓期"，无须服药，善加调摄，即可大痊。

鲜苇根、鲜生地各五钱，赤茯苓、赤芍药各三钱，当归尾二钱，桃杏仁各二钱，酒川芎钱半，蒲公英三钱，紫草茸钱半，青连翘三钱，粉丹皮二钱，炒丹参四钱，甘中黄三钱，西红花五分，

盐元参四钱，麦门冬二钱，西洋参三钱，黄芪皮三钱，焦远志二钱。(《施今墨医案·内科病案》)

#### ◆ 阴囊疝气

韦男，十七岁。

左阴囊肿大已八日，按之作痛，卧时可以回缩，站立行动则下坠增大。经同仁医院诊断为腹疝，本人不欲手术，求诊中医治疗，舌苔正常，六脉沉弦。

北柴胡钱半，炙升麻钱，盐橘核二钱，杭白芍三钱，炙甘草钱，盐荔核二钱，米党参二钱，炙黄芪四钱，野於术钱半，陈广皮二钱，酒当归三钱，川楝子三钱（醋炒），醋元胡三钱，台乌药二钱，醋青皮钱半。

二诊：服药八剂，左阴囊已不下坠，亦未作痛，希予丸方巩固，以防再发。

每日早晚服补中益气丸三钱，午服茴香橘核丸二钱，连服二十日。(《施今墨医案·其他科病医案》)

#### ◆ 睾丸肿痛

秦男，四十岁。

左睾丸肿大，剧痛，其余均佳，是为副睾丸炎症，拟消肿止痛之法。

赤白芍各二钱，桂枝三钱（同炒），金铃子三钱（醋炒），炒萸连各钱，桃杏仁各二钱，制乳没三钱，醋柴胡钱半，酒元胡二钱，盐小茴钱半，酒当归三钱，酒川芎钱半，生熟地各三钱、砂仁钱半（同捣），山楂核三钱，炙甘草钱，盐橘核、盐荔核各三钱。

二诊：服二剂后，疼痛似愈，但睾丸仍肿，大便结。

赤白芍各二钱、桂枝木钱半（同炒），生熟地各三钱、细辛五分（同捣），盐橘核、盐荔核各三钱，苦桔梗钱半，炒枳壳钱半，桃杏仁各三两，酒军炭钱半，川楝子三钱、巴豆三粒（打碎同炒，去净巴豆），醋柴胡钱半，炒萸连各钱，盐小茴钱，山楂核三钱，炙甘草钱，川杜仲、川续断各三钱（炒），土茯苓八钱，赤茯苓三钱。（《施今墨医案·副睾丸炎》）

温男，三十岁。

九年前睾丸曾被碰伤，肿大疼痛，经治疗即消肿，数月后结婚，睾丸又肿，不久即遭日寇逮捕，居处阴暗潮湿，睾丸肿痛日渐加重。抗战胜利后屡经治疗，时肿时消，解放战争时期，转战各地无暇治疗，痛苦亦不严重，近年来又感病情进展，经协和医院诊断为慢性副睾丸炎。现症肾囊湿冷，每受寒湿，睾丸即肿而痛，并有下坠感。饮食二便无异常，舌苔正常，脉象沉迟。

盐橘核三钱，盐荔核三钱，盐小茴三钱，酒炒山楂核两，巴戟天三钱，胡芦巴二钱，川附子二钱，桂枝钱半，杭白芍三钱，盐炒韭菜子二钱、海浮石三钱（同布包），升麻二钱，细辛二两，大熟地三钱，瓦楞子两，沙蒺藜三钱，白蒺藜三钱，炙草节二钱，醋炒川楝子三钱。

二诊：服药七剂，平和无反应，病已深久，加强药力再服。

盐橘核三钱，盐荔核三钱，盐小茴二钱，巴戟天三钱，胡芦巴三钱，川附片三钱，柴胡钱，杭白芍三钱，炙升麻钱，酒当归二钱，川楝子二钱，炙甘草钱，沙蒺藜三钱，白蒺藜三钱，上肉桂七分。

另：沉香三分，研细末装胶囊，分二次随药送服。

三诊：服药七剂，下坠较好，肿痛依然，即将出差，携丸药服用较便。每日早服茴香橘核丸三钱.午服补中益气丸二钱,晚服参茸卫生丸一丸。

四诊:出差一个月,丸药未曾中断,肾囊湿冷、睾丸坠痛均见好转。每日早服茴香橘核丸三钱,午服桂附八味丸三钱,晚服人参鹿茸丸一丸。

五诊:又服丸药一个月,诸症均感好转。效不更方,前方再服一个月。(《施今墨医案·副睾丸炎》)

◆ **痔疮**

崔男。

素患内痔核出血症,每逢发病,行动均感不利,大便时常燥结,拟用止血通便法。

柿饼炭两,木耳炭钱半,炒槐米二钱,地榆炭二钱,川连炭钱半,银花炭四钱,条芩炭二钱,生地炭三钱,茅根炭四钱,陈阿胶四钱,黑芥穗二钱,炒升麻钱,火麻仁四钱,薤白头三钱,晚蚕砂三钱、炒焦皂角子三钱(同包),杏仁泥三钱。

二诊:前方连服四剂,内痔核出血已止。改用丸药收功,每日早服槐角地榆丸三钱,夜临卧服麻仁滋脾丸二钱,均用白开水送,共服廿日。

再以柿饼一个,饭上蒸熟,每日用餐时先食之,久服可愈痔核出血。(《施今墨医案·内科病案》)

◆ **脱肛**

韩男,四十八岁。

大便干结,每次如厕时辄脱肛,其余均如常。

五倍子三钱(打),五味子钱(打),炙黄芪八钱,油当归三钱，杭白芍四钱、醋柴胡钱半（同炒），淡苁蓉八钱，火麻仁四钱，白杏仁二钱，炒地榆二钱，黑升麻五分，黑芥穗钱半，炒槐米二钱，花旗参钱半，晚蚕砂三钱（炒焦）、皂角子三钱（同包），焦远志三钱，炙甘草钱，生熟地各三钱、砂仁钱半（同捣）。(《施今墨医案·内科病案》)

# 五官科医案

### ◆ 耳道肿痛

江男，三十四岁。

病已四月，右耳道肿胀，灼热流黄水，听觉不敏，曾注射青霉素未见功效，舌苔薄白，脉浮数。

龙胆草钱半（酒炒），蝉退衣钱半，冬桑叶三钱，青连翘三钱，黄菊花三钱，苍耳子二钱，节菖蒲二钱，苦桔梗钱半，东白薇二钱，白蒺藜三钱，酒军炭二钱，怀牛膝三钱。

二诊：服三剂，耳内黄水减少，肿胀轻松，听觉稍清。近日周身遍发红疹作痒，此为内热外透之象，仍遵前法。

蒲公英五钱，漏芦二钱，黑芥穗二钱，赤芍药二钱，紫地丁二钱，忍冬花三钱，赤茯苓二钱，紫草茸二钱，忍冬藤三钱，苍耳子二钱（炒），蝉退衣钱半，节菖蒲二钱，炒防风钱半，苦桔梗钱半，炒山栀钱半，鲜生地四钱，鲜茅根四钱，甘草节二钱。

三诊：前方服四剂，黄水消失，听力恢复，肿痛大减。现症只余皮疹尚未痊愈，改用丸方收功。

每日早晚各服防风通圣丸二钱，连服六日。（《施今墨医案·其他科病医案》）

### ◆ 鼻渊

郭女，二十六岁。

鼻塞，频流黄涕，气味难闻，饮食一切如常，是为颚窦发炎症。

223

辛夷钱，大生地三钱、细辛三分（同捣），酒川芎钱半，炒芥穗钱半，藁本钱，北防风钱半，金银花三钱，苦桔梗钱半，白芷钱，青连翘三钱，鲜菖蒲三钱（后入），苍耳子钱半，枯芩三钱，黄菊花二钱，蝉退衣钱半，夏枯草二钱，薄荷钱半。

病人持此方服三四剂后，脓涕渐减，当嘱照方再服，至好为度。服至十四五剂脓涕即完全消清。（《施今墨医案·其他科病医案》）

刘男，四十余岁。

目胀，鼻塞而痒，额部感苦闷，清涕眼泪长流，一日恒至浸湿手帕十余块，鼻腔因终日摩擦而红肿，拟用辛通清热之剂。

大生地三钱、细辛三分（同捣），炙麻黄三分，连翘三钱，黄菊花二钱，鲜鸡苏、鲜佩兰各三钱（后入），炒芥穗钱半，辛夷钱，冬桑叶二钱，炒花粉四两，酒条芩二钱，蝉衣钱半，苦桔梗钱半，生石膏四钱，山栀衣钱半，薄荷钱半，炒赤芍二钱，清茶叶钱。

刘君在医院服务多年，曾因此病而一度避至俄国，后得此方则每年至犯时则连服数剂，即可不患矣。（《施今墨医案·其他科病医案》）

邵女，四十一岁。

十多年来，每届夏历六七月间即发病，眼鼻腭部胀痒，涕泪不止，喷嚏频繁，头部闷胀不适，口常干渴。经北京协和医院检查，诊断为过敏性鼻炎，舌苔薄白，脉弦微浮。

矮康尖三钱（后下），鲜薄荷二钱（后下），苍耳子三钱（炒），辛夷花二钱，香白芷二钱，酒条芩三钱，黄菊花三钱，霜桑叶二钱，木贼草三钱，南花粉四两。（《施今墨医案·其他科病医案》）

游男，四十五岁。

头常晕痛，鼻塞，涕多脓稠有异味，嗅觉不敏，已有年余之久，眠食二便均正常，舌苔薄白，脉浮数。

辛夷花二钱，香白芷二钱，南薄荷二钱，杭菊花三钱，酒川芎二钱，明藁本二钱，北细辛钱，酒生地三钱，青连翘三钱，节菖蒲二钱，酒条芩三钱，炒防风二钱。

二诊：服药五剂，浊涕渐减，异味亦轻，鼻塞基本通畅，嗅觉稍好，效不更方，嘱将原方多服至愈为度。(《施今墨医案·其他科病医案》)

◆ **口疮**

范女，四十八岁。

齿龈肿胀，口舌均有浅溃疡，疼痛流涎，咀嚼不便，妨碍饮食，喉间阻闷不畅，头晕，大便干结，小便黄，睡眠不安，病已逾月。舌尖红，有黄苔，脉弦数。

绿升麻钱，北细辛钱，酒黄连钱，山栀衣二钱，大生地三钱，酒黄芩三钱，大力子二钱，酒军炭二钱，青连翘三钱，苦桔梗二钱，炒枳壳二钱，金银花五钱，川黄柏三钱，炙甘草钱。

另：生蒲黄粉两，涂擦患处，每日四五次。

二诊：服药二剂，齿龈肿、舌溃疡大有减轻。仍按原法立方。前方去黄柏，枳壳易为枳实二钱，加蒲公英五钱，蒲黄粉未用完仍继续涂擦患处。

三诊：服药二剂，诸证均愈，大便已畅，食眠亦佳，恐其再发，特再就诊。嘱其效不更方，照前方再服二剂，隔日一剂。(《施今墨医案·内科病案》)

胡男，廿余岁。

口腔内满布白色斑点，疼痛不能饮食，是为口糜症。

洋芦荟钱半，生石膏五钱，原寸冬二钱，金果榄三钱，甘中黄二钱，当归尾二钱，山栀皮三钱，川黄连钱半，盐黄柏钱半，条黄芩二钱，川军炭钱半，肥知母二钱，佩兰叶三钱，天花粉三钱，盐元参四钱，山豆根钱半。

外用锡类散敷患处。（《施今墨医案·内科病案》）

赵男，十九岁。

口腔黏膜浅溃疡数处，疼痛，流涎，大便已三日未下，加答儿性口内炎症，拟用清热消炎法。

蒲公英三钱，大力子二钱，甘中黄钱半，马勃钱半，青黛钱、硼砂五分（同布包），金银花三钱，青连翘三钱，酒条芩二钱，山栀钱半，川锦纹钱半，全瓜蒌六钱、元明粉钱半（同捣），薄荷梗钱半，浙贝母二钱。（《施今墨医案·内科病案》）

◆ **牙痛**

宋女，四十三岁。

昨日牙龈肿起一小疱，口内灼热，因之唾涎液甚多，大便干，小便黄。

大生地三钱、细辛五分（同捣），生石膏四钱，酒川芎钱半，黑山栀钱半，杭菊花三钱，青连翘三钱，金银花三钱，酒黄芩二钱，白僵蚕二钱（炒），全瓜蒌五钱、风化硝钱半（同捣），炒枳壳五钱，焦内金三钱，佩兰叶三钱，炒谷芽、炒麦芽各三钱，大力子三钱，怀牛膝四钱，苦桔梗钱半。（《施今墨医案·其他科病医案》）

王女，年十岁。

牙龈肿胀出血，溃疡有脓，牙疳症也。

龙胆草七分，条黄芩一钱半，炒蒲黄一钱半，黄柏一钱半，怀牛膝二钱，川黄连一钱，山栀衣钱半，马勃一钱半、硼砂五分（同包），苦桔梗钱半，忍冬花三钱，白薏仁二钱，佩兰三钱，甘中黄一钱半，大生地三钱、细辛二分（同捣），粉丹皮二钱，当归尾钱半，炒赤芍二钱，川楝子二钱。（《施今墨医案·其他科病医案》）

◆ 喉痹

魏男，发热三十八度二，扁桃腺肿痛，头部四肢亦疼，舌苔黄厚，口渴思饮，急性口峡炎症。

鲜苇根两，鲜茅根五钱，蔓荆子钱半（炒），薄荷梗钱半，桑叶二钱，桑枝六钱，蒲公英三钱，大力子二钱，甘中黄钱半，马勃钱半、青黛钱（同包），苦桔梗钱半，淡豆豉四钱，炒枳壳钱半，杏仁二钱，干薤白二钱，忍冬藤二钱，青连翘三钱，山栀钱半。

二诊：热已全退，大便未下，扁桃腺肿痛，食欲不振，再进消炎、止痛、导滞、开胃法。

山慈菇三钱，蒲公英三钱，大力子二钱，连翘三钱，锦灯笼二钱，金果榄三钱，浙贝母二钱，马勃钱半、青黛钱（同包），炒枳壳钱半，川军炭钱半，全瓜蒌六钱、元明粉二钱（同捣），杏仁二钱，霜桑叶二钱，酒条芩二钱，板蓝根二钱，薤白二钱，厚朴花、代代花各钱半，焦内金三钱，炒谷芽、炒麦芽各三钱，丝佩兰三钱，甘中黄二钱，薄荷梗钱半。（《施今墨医案·内科病案》）

王男，二十七岁。

前日起作寒热，咽喉疼痛，吞咽时咽痛更甚，喉内灼热不适，似有梗塞，有时刺痒欲咳，声音低哑难出，眠食欠佳，大便微干，小便黄，舌苔微黄，脉浮数。

鲜苇根五钱，蒲公英四钱，轻马勃二钱、青黛二钱（同布包），鲜茅根五钱，鲜生地四钱，大力子二钱（炒），南薄荷二钱，炒芥穗二钱，金果榄三钱，黑元参三钱，酒条芩三钱，苦桔梗二钱，炙甘草钱。

二诊：服药二剂，各症均大减轻，仍有咽痛，音哑不出。

苦桔梗二钱（生炒各半），诃子肉三钱（生煨各半），粉甘草生炙各钱半，大力子二钱（炒），炒僵蚕二钱，天花粉四钱，金果榄三钱，锦灯笼三钱，板蓝根三钱，酒条芩三钱。（《施今墨医案·其他科病医案》）